Detlef Bernhard Linke

In Würde altern und sterben

Zur Ethik der Medizin

Gütersloher Verlagshaus
Gerd Mohn

CIP-Titelaufnahme der Deutschen Bibliothek

Linke, Detlef Bernhard:
In Würde altern und sterben : zur Ethik der Medizin /
Detlef Bernhard Linke. – Gütersloh : Gütersloher Verl.-Haus Mohn, 1991
ISBN 3-579-00284-8

ISBN 3-579-00284-8

Gesamtherstellung: Weserdruckerei Rolf Oesselmann GmbH, Stolzenau
Umschlagentwurf: Dieter Rehder, Aachen
Printed in Germany

Meinen Großeltern
Gertrud und Bernhard Brall
und meiner Mutter
in Liebe und Dankbarkeit

Inhalt

1. Arbeiten wir unser ganzes Leben, um am Ende abgeschoben zu werden?

Eine 64jährige Patientin, die wegen einer Nervenstörung an der Hand in meine Sprechstunde kam, klagte mir ihr Leid. Sie habe gar nichts vom Leben gehabt. Sie sei zu Hause geblieben, um ihre kranke Mutter zu pflegen. Jetzt, wo diese tot sei, sei auch ihr eigenes Leben praktisch vorbei, sie habe gar nicht richtig gelebt. Was ihr blieb, waren die eigenen zunehmenden Krankheiten, zum Beispiel an der Hand. Statt daß sie glücklich darüber war, eine wichtige Aufgabe in ihrem Leben gehabt zu haben, hegte sie einen leisen Groll gegen ihre Mutter. Sie hatte im Leben nicht handeln können, wie sie wollte, und zeigte ihre geschwächte Hand. Vielen fällt es heute schwerer, das Leben als »Pflegetochter« zu verbringen. Die Menschen werden älter und die Pflegezeiten länger, und manchmal wird man am Ende solch einer Lebensaufgabe selber zum Pflegefall, ohne, wie es dann heißt, »richtig« gelebt zu haben.

Aber was ist »richtiges« Leben? Ist es richtig, sich mehr um den eigenen Wohlstand zu kümmern, damit man dann sein eigenes Häuschen »in Ruhe« im Grünen genießen kann? Dieser Wunsch wurde sogar von einem Oberverwaltungsgericht unterstützt, denn es hielt Altenheime in Wohngegenden nicht für tragbar. Die Alten sollen also nicht nur aus der Familie ausgegliedert werden, sondern werden in Wohngegenden auch außerhalb des Hauses als störend empfunden. Offenbar sind alte Menschen nicht mehr gut gelitten, obwohl wir alle einmal dazu gehören, wenn wir nicht frühzeitig sterben. Den Tod will man so weit hinausschieben wie nur irgend möglich. Vor die Wahl gestellt, nimmt man dafür sogar die sonst manchmal geschmähte Intensivstation eines Krankenhauses in Anspruch. Dort trifft man dann in seinem gebrechlichen Alter, das man gerne noch um zwei

Jährchen verlängern möchte, auf eine junge Krankenschwester, die es aus ihrem Privatleben gar nicht mehr kennt, mit dem Alter umzugehen, und die sich von berufswegen mehr mit den Infusionen und dem Beatmungsgerät befassen muß als mit den Sorgen des Patienten. Ich weiß, daß unsere Schwestern sich gerne mit den seelischen Problemen der Patienten befassen würden und ein Gespräch mit ihnen führen möchten. Aber auf einer Intensivstation sind oft technische Handgriffe dringlicher, und an Intensivschwestern fehlt es ständig.

So fehlt es überall an Zuwendung, in der Familie, im Altenheim und im Krankenhaus. Beobachtet man die Reaktionen, welche die Morde auf Intensivstationen durch Schwestern in Wuppertal und Wien hervorgerufen haben, so hat man den Eindruck, daß sich viele ein klein wenig mitschuldig fühlen daran, daß es überhaupt soweit kommen konnte. Viele fühlen sich berührt. Arbeiten wir unser ganzes Leben, um am Ende abgeschoben zu werden? Genießen wir den Einkauf von immer mehr Gebrauchsgütern, die uns mit jugendvoller Werbung ans Herz gelegt werden, das dann nichts Altes mehr ertragen kann, so daß auch wir eines Tages als fremd kaum noch geduldet werden?

Die Psychologen bemühen sich zur Zeit darum, uns den Unterschied zwischen jung und alt auszureden, indem sie darauf hinweisen, wie leistungsfähig auch ein alter Mensch sein kann. Ich glaube nicht, daß dies die richtige Methode ist, mehr Verständnis für das Alter zu wecken. So wichtig es ist, daß man hoffen darf, auch mit 85 noch geistig rüstig zu sein, so nachteilig ist es doch, wenn dies nicht als Gnade erfahren, sondern zum Leistungsziel erhoben wird. An die Stelle der verdienten Muße des Alters kann dann ein unangenehmer Leistungsdruck treten, für den oft nicht nur die Gesundheit, sondern auch das Betätigungsfeld fehlt. Ich meine, daß die Psychologen, welche hohe Leistungsstärke im Alter fordern, davon erst einmal ihren Kollegen aus der Werbung berichten sollten. Diese aber wissen nur zu gut, daß wir uns alle durch Jugend doch besser verführen lassen. Immer mehr Frauen, jetzt auch Männer, lassen sich die Einheits-Apfelbäckchen vom Chirurgen verpassen, weil sie fürchten, daß man weder mit der Lebenserfahrung noch mit den Falten, die sie zum Ausdruck bringen, Respekt heischen kann. Der Rat der Alten wird oft als lästig empfunden in einer Welt, in der es auf schnelle Anpassung an neue Verhältnisse ankommt.

Es ist nicht richtig, wenn man Alter, Tod und Sterben bloß als ein Problem der Medizin ansieht und meint, die käme – Beispiel Intensivmedizin – nicht damit zurecht. Nein, wir alle sind ratlos vor der Frage nach dem richtigen Umgang mit dem Alter. Allerdings darf man auch nicht ohne weiteres, jetzt, wo das Geld in den Krankenkassen knapp wird, einfach sagen: »Nun sterbt mal schön wieder zu Hause!« So einfach und romantisch wie in manchen Geschichten des vorigen Jahrhunderts geht das nicht. Ich denke an den Bauern, der, als es ans Sterben kam, seine Familie aufs Feld schickte, weil die Ernte sonst vor dem Gewitter nicht mehr hätte eingeholt werden können. Er ließ sich zuvor sein Jagdgewehr mit einer Schnur am Abzugshebel neben dem Bett befestigen und löste den aufs offene Feuer gerichteten Schuß, als ihm die Sinne schwanden. Die Angehörigen auf dem Feld sanken kurz zum Gebet für den Verstorbenen nieder und brachten rechtzeitig die Ernte ein.

Heute sind die Familienmitglieder oft an so weit voneinander entfernten Arbeitsplätzen beschäftigt, daß kein Kanonendonner sie erreichen würde. Die Pflegearbeit hängt oft an einem einzigen, oft selber schon alten »Kind«. Von den Lebenserfahrungen und Weisheiten des zu Pflegenden zu profitieren hat es dann gar keine Zeit. Im Gegenteil, die immer gleichen Bemerkungen wirken dann oft wie Bevormundungen. Schließlich kommen im Alter manche Charakterzüge noch scharfkantiger heraus, als sie das schon vorher waren. Der alte Mensch stellt nicht selten eine Überzeichnung seines vorhergehenden Lebens dar. So spielen Geldfragen im Alter, auch bei bester Versorgung, oft eine große Rolle, weil das Gehirn und die Seele das ganze Leben über damit beschäftigt waren. Bestehlungsängste und falsche Anschuldigungen sind dann besonders bei nachlassendem Gedächtnis keine Seltenheit.

Eine besonders bittere Erfahrung, über die kaum gesprochen wird, die aber wohl nicht selten ist, ist die, daß zum Lebensabschied, oft sogar nach liebevoller Fürsorge und Pflege, noch ein Streit ausbricht, an dem die zurückbleibenden Angehörigen dann lange zu tragen haben, weil ein klärendes Wort nicht mehr möglich ist. Hier ist es wichtig zu wissen, daß die Angehörigen daran meistens gar keine Schuld haben, sondern nur mit einem »Thema« beliefert werden sollten, durch das sie länger an den Verstorbenen denken. So sterben nicht wenige in Unfrieden mit ihren Mitmenschen, weil sie mit sich selber und vielleicht auch mit ihrem Gott noch nicht in Frieden sind.

Der Tod wird nicht erst durch eine technische Intensivmedizin entweiht, bei der das Beatmungsgerät die letzten Worte spricht. Wir haben ihn schon längst alle dadurch entweiht, daß wir ihn als Mißgeschick und nicht als Tor eines, wenn auch unverständlichen Neubeginns ansehen. Es ist nicht richtig, für die großen Probleme, die auf uns zukommen, nur nach einer einzigen Ursache zu suchen. Auch die jugendfreudigen Werbepsychologen haben daran nicht alleine Schuld. Vielleicht könnten sie aber mithelfen, etwas zu ändern, indem sie mit ihren Mitteln die Jugend dazu »verführen«, dem Alter mehr zu begegnen. Es wäre zu zeigen, daß in einer derartigen Begegnung wie im Spiegel vorgreifend das eigene Ich gesehen werden kann, eine »Bewußtseinserweiterung«, nach der viele suchen.

Meiner alten, traurigen Patientin, die ihre Mutter gepflegt hatte, habe ich von denen erzählt, die sich wenig um ihre alten Angehörigen gekümmert haben, die »richtig einen draufgemacht haben« und doch nicht das Gefühl hatten, »richtig« gelebt zu haben.

2. Glaube und Schwäche

Mit Krankheit fertig zu werden fällt immer schwer. In der Jugend, wenn man noch ein langes Leben in Gesundheit vor sich haben möchte, genauso wie im Alter, wenn man sich von diesem nicht lösen will. Erfahrungsgemäß fällt es denen sogar am schwersten, mit einer Krankheit »fertig« zu werden, die ihr Leben lang nie mit dem Krankenhaus zu tun hatten. Dann klagt der 75jährige, der sich beim Tennisspiel durch ein leichtes Rheuma eingeschränkt fühlt, bisweilen mehr als der Achtzehnjährige, der nach dem Autounfall an den Rollstuhl gebunden bleibt. Auch Kranksein will offenbar gelernt sein. Kommt es in höherem Lebensalter zu einer ernsthaften Erkrankung, so fällt es oft nicht leicht, diese mit dem »Ich«-Bild in Einklang zu bringen. »Eigentlich bin ich doch gar nicht krank«, sagte der 60jährige Frührentner, der wegen Krebswucherungen in der Wirbelsäule nicht mehr gehen kann. Dies ist auch gut so, denn es zeigt, daß es Seelenbereiche gibt, die sich über die Leiden des Körpers erheben können. So sichert der Mensch seine Identität in wechselnden Lebenslagen. Es kann aber auch zur Abschottung gegenüber den Erfahrungen führen, welche uns die Krankheit anbietet und welche gerade die Dauerhaftigkeit unseres Charakters und die Art des Umgangs mit Herausforderungen und Wechselfällen angeht. Doch es geht um mehr, als daß einem bloß Erfahrungen entgehen könnten. Leider kann sich diese Abschottung zu einem radikalen Entweder-Oder im Sinne eines »Ich oder gar nichts!« steigern, und dann, wenn man den Stürmen nicht ein wenig nachgeben will, bricht plötzlich der ganze Lebensbaum. Es geht nicht darum, Krankheit zu benutzen, um das Ich mit den letzten Exotika zu dekorieren, die ein im Gleichmaß verlaufendes Leben vielleicht nicht bieten könnte. Entscheidend ist vielmehr, daß das Ich nicht in ein Entweder-Oder gerät, das nicht nur für es selber, sondern auch für andere, Beteiligte wie Unbeteiligte, tödlich enden kann.

In dieses Entweder-Oder können wir aufgrund unserer besten Anlagen, aufgrund der Kompromißlosigkeit und Geradlinigkeit der Vernunft hineingeraten. Der Mensch hat gelernt, in seinem Erwerbsleben klare Grenzen zwischen seinen Interessen und denen der Anderen zu ziehen. Zwischen Ich und Außenwelt entwickelt sich im Laufe des Lebens eine Trennungslinie, welche lebenswichtig ist und es uns ermöglicht, auf die Welt arbeitend einzuwirken und den Schmerz, der von ihr ausgehen kann, zu vermeiden. Es ist gut zu verstehen, daß man bei den vielen Wechselfällen, die man im Leben zu bestehen hat, sich am liebsten einen Schuppenpanzer, wie manche Gürteltiere, oder zumindest ein dickes Fell wie die Dickhäuter anschaffen würde, um seinen gesicherten Innenbereich zu bewahren. Die Insekten scheinen einen beneidenswerten Bauplan zu haben, die keine Knochen innen, aber außen einen Chitinpanzer haben, und nicht von ungefähr fühlen wir uns im eigenen Auto so wohl, in dem wir gleich einem schnellen Laufkäfer daherrasen können. Diese Trennungslinie ist aber künstlich, denn unser Innenleben, in welchem der Vulkan auf Bali, das Segelschiff in der Wesermündung und das Opernhaus von Dresden gleichermaßen ihren Platz finden können, kennt gar keine echten Begrenzungen, diese haben wir immer nur als künstliche Glaswand mitten durch das Weltall gezogen, um Abstand von den Dingen gewinnen zu können, mit denen wir umzugehen haben. Doch das Ich findet keinen Ruhepunkt im Kosmos, die Sehnsucht nach dem Anderen treibt es aus den selbstgeschaffenen Grenzen heraus und langsam stellt sich die Erkenntnis ein, daß alles, auf das ich nach außen gewirkt habe, ein Teil von mir gewesen ist, wie die Dresdner Oper, die in meinen Vorstellungen zu jeder Zeit »erklingen« kann. Zu leicht verfallen wir in das Schachtel-Prinzip auch hier und meinen, das Opernhaus, in dem ich stets in meinen Vorstellungen eine Aufführung der Zauberflöte »hören« kann, wäre nur in meinem Kopf. In meinem Kopf ist aber nur das Gehirn; meine Vorstellungen, meine Seele jedoch haben keinen Ort, sie sind überall und nirgends zugleich. Die »Innenwelt« ist eine Unendlichkeit, und wenn ich sie an der Außenhaut meines Körpers aufhören lasse, dann kann ich einem gräßlichen Irrtum verfallen, der meine Seele wirklich zu dem starren Gebilde werden lassen kann, als das sich unsere Anatomie aus Muskelfleisch, Knochen und inneren Organen gegenüber dem Schwung der im Weltall leuchtenden Sterne ausnimmt, wenn sie nicht als Ort, der auf Begegnung und Handlung ausgerichtet ist, verstanden wird.

Sicherlich müssen wir im Leben einen festen Standpunkt einnehmen. Wer Kartoffeln aus dem Boden hacken will, muß fest stehen, sonst fällt er mit seinem Gerät. Aber man darf den Boden auch nicht zu festgetreten haben, sonst blüht auf ihm nichts mehr und wir werden um die Früchte betrogen. Wer nur seinen Standpunkt festigt, der verhärtet und verkrustet oder verhungert gar.

Ich weiß sehr wohl, daß mehr Menschen wegen einer Ich-Schwäche in die Sprechstunde des Arztes und Seelenberaters kommen als solche, die über ein »zu starkes Ich« klagen würden. Zu hart fühlt sich kaum jemand, darüber klagen höchstens nur die anderen, lieber möchte man sich noch mehr abhärten. Härte wird nicht als Leiden empfunden, sie besteht ja gerade darin, nicht oder wenig zu leiden und allem, was Leiden schaffen könnte, einen Widerstand entgegenzusetzen. Ein Großteil der Arbeit von Seelenkundlern besteht darin, diese Kräfte des Ich zu stärken und zu wecken.

Eine Ungleichheit, man möchte fast sagen Ungerechtigkeit, scheint darin versteckt zu sein, daß diejenigen, die auf Andere weniger Rücksicht nehmen und oft die Verursacher von Leiden sind, nicht zur Behandlung gehen, sondern vielmehr diejenigen, denen diese Leiden zugefügt wurden und die sich gegen diese nicht genügend zur Wehr setzen konnten. Wer den Schaden hat, soll sich zu allem Spott auch noch behandeln lassen! Schwäche zahlt sich in der Gesellschaft nicht aus, die in ihr oft verborgene Aufgeschlossenheit und Geduld gegenüber dem Nächsten werden im Gegenteil nicht selten mit Herablassung bestraft: »Der ist zu vertrauensselig und gutgläubig«, kurz, man hält ihn für dumm. Kommt dieser Mensch nun irgendwann zur Übernahme dieser Bewertungen durch Andere, dann ist das Unglück vollendet. Nun deutet er seine Zuvorkommenheit als Mangel an Selbstbewußtsein, das Mitgefühl für Andere als übermäßiges Zerfließen der eigenen Ich-Grenzen. Das, was ihn vor Anderen auszeichnete, erscheint ihm plötzlich behandlungsbedürftig, erhält Krankheitswert. Für dieses Hin und Her in der Gesellschaft, dieses Geschiebe und Geknuffe an den Ich-Grenzen gibt es kein Patent-Rezept. Es geht mir auch nicht darum, vielleicht doch bei denen Gehör zu finden, die ihre übermäßige Härte gar nicht als Störung, sondern als Auszeichnung empfinden, obwohl hier etwas mehr Ausgleich zu erreichen, eine wohltuende Erfahrung wäre. Ich sehe jedoch, daß beides seine Bedeutung in der Welt hat, Aufnehmen wie Geben, Einatmen und Ausatmen, Öffnen wie Schließen und Unendlichkeit wie Beschränkung, auch wenn sie oft ungleichmäßig auf die Menschen verteilt sind. Gefährlicher ist es, wenn das Ich, dieser Fluchtpunkt unserer Seelenunendlichkeit, genommen wird wie ein fester Ausgangspunkt für alle Wahrheitserkenntnis, für die Beurteilung aller Menschen, für Entscheidungen über Leben und Tod. Wenn das Ich, das sich im Umgang mit den Werkzeugen und der Welt herausgebildet hat, sich plötzlich von dieser löst und zum Richter über sie erhebt, dann ist Aufmerksamkeit geboten, ja, Vorsicht angesagt, denn dann kann im Übermut Purzelbaum geschossen und alles auf den Kopf gestellt werden. Dann ist jedem »das Hemd am nächsten« und die Außenwelt erscheint als etwas ganz Fragwürdiges (obwohl das Hemd auch dazugehört). Dann kann Orientierungslosigkeit einbrechen, weil alle als unduldsame Iche einander begegnen, worauf dann, wenn man Glück hat, die heilsame Frage gestellt wird, woran sich der Mensch denn zu halten habe. Also geht man zum Schiedsmann/zur Schiedsfrau in solchen Sachen, dem Fachmann/der Fachfrau, in diesem Fall dem Philosophen/der Philosophin. Aber was geschieht dort, was bekommt man dort zur Antwort?

An wen soll man sich wenden, wenn es um die Fragen von Leben, Tod und Sterben, um Krankheit, Gesundheit und Glück, um die jeden Menschen grundsätzlich berührenden Fragen geht? Darf man sich in solch alles entscheidenden Fragen den Ansichten und Meinungen nur einer Zunft überlassen, oder sollte man ihren Sachverstand nur als technisches Mittel einsetzen?

Solange immer noch gestorben wird, wird man dem Mediziner, auch wenn er mit besten Absichten ausgestattet wäre, nicht so leicht das letzte Vertrauen entgegenbringen wollen, in einer Zeit, in welcher der Tod mit Vorliebe als Phänomen menschlicher Verschuldung und damit unter dem Eindruck, er sei grundsätzlich vermeidbar, behandelt wird.

Tagtäglich versuchen wir den Tod in eine Kriminalgeschichte aufgehen zu lassen und fühlen uns in einer Weltsicht bestärkt, die alles nach dem Verursachungsprinzip auffassen möchte, wenn für einen

Toten ein Mörder ausfindig gemacht und auch verfolgt werden kann. Hat man den Mörder der Krimiserie gefaßt, so stellt sich in der Seele die zumindest kurzzeitige Befriedigung ein, daß man, wenn zwar nicht immer Herr über den Tod, so doch zumindest über seine Verursacher ist. Die Unterordnung des Todes unter das Verursachungsprinzip scheint ihm das Unvorhersehbare und Unausweichliche zu nehmen, denn mit Ursachen glauben wir umgehen zu können. Ein paar Prozesse gegen ärztlichen Pfusch – und dem Tod wäre seine letzte Unkontrollierbarkeit vielleicht genommen. In der Tat wird ja auch bei immer mehr Inanspruchnahme von Medizin es durch eben diese häufiger zu tödlichen Verläufen kommen, wo sonst aus anderen Gründen vielleicht erst zu einem wesentlich späteren Zeitpunkt gestorben worden wäre. Wie bitter aber ist ein Schicksal, das nicht anonym, sondern weil immer häufiger von Menschen selbst in die Hand genommen, als aufweisbar menschliches Versagen einem gegenübertreten kann. Durch unsere Bestrebungen, den Tod abzuschaffen oder zumindest hinauszuzögern, bringen wir immer mehr Bitternis in die Welt, da Tod und Leidensverschlimmerung öfter nach einer doch noch in letzter Verzweiflung riskierten Operation oder Medikamentenbehandlung auftreten als dies in Zeiten, die in Sterbensangelegenheiten weniger aktiv war, der Fall war.

Wie soll man mit der Tatsache, daß wir sterben müssen, seinen Frieden schließen, wenn man in immer mehr Fällen zeigen kann, daß es noch zwei Jahre hätte hinausgezögert werden können? Ich weiß von Patienten, die erst neun Fachärzte konsultierten, ehe ihnen geholfen werden konnte. Diese aber zeigten nun nicht Glücklichkeit darüber, daß die Medizin doch noch Möglichkeiten zur Behandlung zur Verfügung hatte, sondern haderten mit ihrem Schicksal, weil sie nicht schnell genug geheilt wurden. Immer schwerer fällt es im Netzwerk der Medizin, mit seinem Schicksal ins reine zu kommen, da man die passive Haltung des Hinnehmens kaum einnehmen will, wenn das Schicksal in Form eines wenig erfahrenen Assistenzarztes oder eines in seinen Behandlungsmethoden eigenwilligen Professors auftritt. Wie soll man sich in den Fragen von Leben und Tod also den Medizinern überantworten, wenn es doch darum geht, nicht nur das Schicksal, das als Krankheit, sondern auch jenes, welches als Arzt auftritt, zu meistern? Früher war die Natur unser Schicksal, heute ist es die Technik, mit der wir die Natur zu bändigen – oder gar zu knebeln –

versuchen. Es fällt schwer, Grundsatzfragen von Leben und Tod von einer traditionellen Ethik der Ärzte her entscheiden zu lassen. Zu sehr weiß man um die Standesinteressen der Ärzte, die, nicht nur im Zusammenhang mit der Pharma-Industrie, stets auch Geschäftsinteressen sind. Man weiß, daß in einer Gesellschaft, in der die Ansicht zunimmt, daß persönliche Geschäftsinteressen die beste Triebfeder für das allgemeine Wohlergehen sind, kaum eine Ausnahme für das Verhalten zu erwirken ist. Aber auch wenn sie nicht einmal sinnvoll wäre, will man ihnen doch nicht unbesehen vertrauen, ihnen und ihrer Standesethik, die weniger an der menschlichen Freiheit als eher an einem altbacken wirkenden Modell väterlicher Beratung orientiert sind. Also vertraut man lieber jenen – oder versucht es zumindest mit jenen –, die nicht den Begriff des Vertrauens, sondern den der Selbstbestimmung als höchsten halten, eben den Ethikern von Berufs wegen, den Philosophen.

Hier kann man zwar auch nicht davor sicher sein, daß sie Fremdinteressen wahrnehmen, da auch sie Unterstützungen der Pharma-Industrie entgegennehmen, wenn sie Stellungnahmen zu ethischen Fragen der Medizin abgeben, aber hier greifen die eben dargestellten Reservationen zunächst nicht, da Philosophen zumindest teilweise in dem Ruf stehen, sich auch kritisch mit den Fragen der Wahrheit auseinandersetzen zu können. Doch auch die Philosophie, die sich im wesentlichen durch den Willen zur Selbständigkeit gegenüber der Religion etabliert hat, weist einige zunftspezifische Eigenheiten auf, eben die Betonung der Selbständigkeit, die andere Besonderheiten bei der Wahrheitsfindung als in der Medizin, aber eben auch Besonderheiten mit sich bringt, die es zu berücksichtigen gilt. Auch der zu öffentlichen Vorträgen aufgeforderte Philosoph muß sich von seinem Handwerk ernähren, und dieses Geschäftsinteresse wird manch einer, den die Beeinflussung des Wahrheitsinteresses und nicht nur das Faktum des Verdienstes stört, erheblich irritieren. Wichtiger aber ist, daß die zunftspezifische Betonung der Selbstbestimmung zu einem spezifischen Umgang mit Leben und Tod führen muß, der dann ebenso berufsbezogene Besonderheiten aufweisen wird, aber eben andere als die der Mediziner, die auf die Bekämpfung von Tod und Krankheit ausgerichtet sind.

Sollen wir uns in Fragen von Leben und Tod wirklich von Philosophen beraten lassen, die als Zunfteigenschaft die Ich-Betonung auf ihre Fahne geschrieben haben? Nun, man kann es machen, aber man braucht sich nicht zu wundern, wenn man dann dem Systemfehler nicht entgehen kann, der sich in den Gedanken des australischen Ethikers Peter Singer nicht als leicht zu vermeidender »Ausrutscher«, sondern als Symptom einer tieferliegenden Krankheit zeigt. Peter Singer steht in der »besten« philosophischen Tradition, wenn er Selbstbezogenheit als das Wesen von Personalität und nicht nur als eine ihrer vielen Erscheinungs- und Verwirklichungsweisen nimmt. Damit aber wird zur Unperson, wer über sich selber nachzudenken, sich auf sich selbst zu beziehen nicht in der Lage ist. Der Mensch, der nicht die Vernunft besitzt, dem Menschen selber möglicherweise Gesetze zu geben, hat es nicht verdient, in den von Menschen im ausdrücklichen Bezug auf nur sich selber gegebenen Gesetzen berücksichtigt zu werden. Der geistig Behinderte, der Schwache und Kranke findet in solch einer Philosophie keine oder keine ausreichende Berücksichtigung.

An dieser Stelle nun möchte ich meine Position ganz deutlich machen. Ich bin der Ansicht, daß das Beispiel Peter Singer zeigt, daß wir schon früher in eine Sackgasse unseres Denkens und Wertens geraten sind, da Singer nur mit den für die letzten dreihundert Jahre typischen Denkmitteln argumentiert, jener Zeit also, die ihre Kräfte darauf verwendet, sich von Gott unabhängig zu machen oder zumindest als unabhängig zu denken. Dieses Denken war von der Vorstellung hypnotisiert, das Ich sei nicht nur Herr seiner selbst, sondern sei sogar dazu verpflichtet, alle anderen Herrschaftsansprüche abzuwehren. Das Ich setzt eine scharfe Trennungslinie zur Außenwelt und läßt nicht einmal Gott über die Haustürschwelle. Während in früheren Zeiten Denker von Gott sich so erfüllen ließen, daß er ganz die Stelle ihres Ich eingenommen hatte, wurde in dem Denken der Neuzeit, das von dem Ich als dem einzig sicheren ausgeht – obwohl es Krankheit und Tod erleidet –, Gott als bloße Spiegelung des Menschen aufgefaßt – obwohl niemand weiß, was ein Ich und was ein Mensch nun wirklich ist. Zwischen Ich und Außen wurde die Trennungslinie in dem Maße schärfer, in dem der Mensch sich der Natur gegenüberstellte, eine Folge der Notwendigkeit, auf sie arbeitend einwirken zu müssen. Diese Alltagsnotwendigkeit mit der Physik als höchster Form der Bearbeitung der Welt fand jedoch keinen Ausgleich in der Beschaulichkeit des Sonntags, an dem die Gegensätze durch Umkehrung wieder ins Gleichgewicht hätten kommen können. Vielmehr wurden die technischen Ergebnisse der Physik und die Geisteshaltung, mit welcher die Erde bearbeitet wurde, auch auf den Sonntag ausgedehnt, mit dem Ergebnis, daß die Welt entweder nur noch als zu bearbeitende oder besitzende Materie erschien, oder das Abgrenzungsdenken den Glauben aus der guten Stube verwies. Der Sonntag zur Besinnung und Bedenkung des Tagewerkes mußte weichen, nicht jedoch weil zuviel Arbeit angefallen wäre, sondern weil der Geist der Arbeit, der Geist des Beherrschenwollens vom Menschen Besitz ergriffen hatte. Physik als Mittel der Weltbeherrschung wurde zur höchsten Erkenntnisform hochstilisiert, und in diesem Geiste war ein Sonntag nicht mehr möglich, sondern nur noch eine Freizeits- und Urlaubsgeschäftigkeit, die in den Formen von Abenteuerurlaub, Ferntourismus und Informationstechnik nur die Fortsetzung des Programms der Weltbeherrschung – einschließlich ihrer Kulturen – durch den Menschen darstellen. Die Videokamera ist dabei zum Symbol des Ich geworden, das sich mit Vorliebe den Trancezuständen von Tänzern der Südsee, der religiösen Hingabe indischer Sektierer und nepalesischer Mönche »objektiv« nähert. Hingabe – aber nur als gefilmte – ist der letzte Kitzel des objektivierenden Geistes, der die Welt dereinst – man kann es ausrechnen wann – in eine große Silberchlorid-Folie der Fotoindustrie verwandelt haben wird, zum völligen Besitz des Menschen. Zum völligen?

Wann lernen wir einzusehen, daß das Ich, das Selbst, auf das wir uns so gerne berufen, zu den ungeklärten Dingen auf dieser Welt gehört? Wann hört der Hochmut auf, der das Ich für sicher erkennbar und Gott für eine vom Ich abgeleitete Illusion erklärt, obwohl das Ich sich keiner Sekunde auf dieser Welt seiner selbst gewiß sein kann?

Ist uns immer noch nicht klar, was wir mit der Welt anrichten, wenn wir uns in die Hand des Ich geben und jene Gottes verweigern? Die Beharrung auf dem Ich hat jeweils aufs Neue unabsehbare Folgen, die Geschichte der Neuzeit hat jedoch schon genügend fatale Folgen der künstlichen Betonung des ausgrenzenden Ich aufweisen können. Das ausgrenzend-aussondernde Denken, das alle perfekten Menschen zum Wir vereinigte und für alle anderen die Konzentrationslager schuf, steht wieder auf, weil der Systemfehler des Beginnens mit dem Ich bei der Deutung der Welt nicht überwunden wurde.

Peter Singer verwendet das Perfektionsdenken des Nationalsozialismus noch perfekter als die Nationalsozialisten selbst. A*lle* Perfekten sollen sich jetzt zum Wir zusammenschließen in einer Ethik, welche die Unvollkommenen ausschließt. Perfekt ist der Selbstbezügliche, der also, der bei der Weltdeutung sich auf sein Ich bezieht; und sofern der Schimpanse an diesem Verhalten teilhat, soll er dem mongoloiden Baby hinsichtlich der Gestaltung von Lebensrechten vorzuziehen sein. Der Vollkommenheitsgedanke ist hier vervollkommnet und kennt keine Einschränkungen mehr durch Arten oder Rassen. In der Tat, der Rassegedanke war ungeheuer schändlich, aber war das Schändlichste an ihm nicht die Diskriminierung der »Minderwertigen«, mit der er einherging, und die in der Vollkommenheitsidee, der Anmaßung des Menschen, Maß aller Menschen und Dinge sein zu können, bestehen bleibt?

Der Systemfehler des Ausgrenzens im neuzeitlichen Denken kann in jedem Leben zur Grenzerfahrung gebracht werden: in Leiden, Schwäche und Tod. Hier erst zeigt sich die Vollständigkeit der Seele, die ein großes Reich ausmacht, dessen einer Hälfte wir durch das Ich ständig das Wasser abzugraben versuchen und in dem umso größere Wüsten wachsen, je mehr wir der Zweiteilung verfallen. Die Bespiegelung in den Dingen der Welt wird zukunftslos, wenn die Scherben des Todes in den Blick geraten, die keine Reflexion und Selbstdarstellung mehr gestatten. Das Ich ist nicht das Prinzip, unter dem von Dauer gesammelt werden kann. »Wer nicht in meinem Namen sammelt, der zerstreut«, sagte er, der das schmerzgewordene Wort war und damit die Weite zur Öffnung der Ich-Grenzen wies. Erst in der Stadt mit den niemals geschlossenen Toren, in der Seele ohne Schleusenkammer, entfaltet sich die Seele in ihrer Gänze. Der Tod ist die Übungsstunde in der Entgrenzung, deren wir auch für dieses Leben so bitter nötig bedürfen.

Unser ganzes Leben sind wir auf Schmerzvermeidung und Ich-Sicherung trainiert und erzeugen durch die unsinnige Verknüpfung von beiden nicht selten ein seelisches Chaos in uns. Beim Ausweichen gegenüber dem Schmerz betreten wir nicht selten neue Inseln des Ich und versprengen uns in einen Archipel von Ausflüchten. Abgesprungene Persönlichkeitsanteile kämpfen ums Überleben und führen die Seele in die Unentschiedenheit der Neurose, die bei der Duldung von Schmerz sich nicht hätte einstellen müssen. Statt des entschiedenen Ja zum Wort, das den Schmerz durchsteht, haben wir ein Entweder-Oder in die Welt getragen, das nur uns bejahen sollte, aber nicht in der Lage ist, den Raum der Seele, in dem sich stets auch der Andere und die Anderen bewegen, aufrecht zu erhalten. Nicht in der Selbstbezüglichkeit liegt die Personalität.

Als der Philosoph Karl Jaspers den Schlaganfall erlitt, der zu seinem Tode führte, tippte er an die Stirn und sagte »Das geht nicht mehr« – er meinte das Denken –, »aber es macht immer noch Spaß«. Das Ich versucht dirigistisch an den Spinnenfäden zu ziehen, die es durch die Seele gespannt hat, aber es vermag nicht den Schleier von ihr zu nehmen, als der sie selber über ihr liegt. Erst der Gott, der durch den Tod als Lebender zu gehen vermag, zeigt, was Weite der Seele ist. Diesen Schmerz zu ertragen, heißt das Glück zu erfahren, daß man mehr ist als das kleine Raffgier-Ich. Hier ist nicht nur jedem ein Glück im Sterbebett bereitet – und wie sollte es großartiger ausgedrückt sein als im Bilde des Gottes, der durch den Tod zu gehen vermag? –, sondern hier ist auch die Hoffnung für unser tagtägliches Leben vorformuliert, die uns offen werden läßt für die Schwächen des Anderen, wenn schon der Gott in Schwäche und Leiden seine höchste Offenbarung vollenden konnte. Der Glaube sei eine Angelegenheit für Schwache, formuliert Nietzsche vorwurfsvoll, er ist dies aber auf eine Weise, welche die Schwäche der Anderen toleriert und nicht für diese nur das Vernichtungslager übrig hat. *Der Mensch zeigt seine Stärke nicht durch Vernichtung der Schwachen, sondern gerade durch deren Förderung.* Wenn wir dies nicht lernen wollen, werden wir mit Bitternis auch unserem eigenen Tod entgegen gehen. Vielleicht präpariert manch einer schon seine Selbstmordkapseln, um dem Leiden zu entgehen. Halt! Sollte er nicht einhalten und überlegen, ob die Gesellschaft nicht auch von seinem Leiden etwas lernen kann? Wir sollten mehr Mut zur Schwäche haben, ein Gott hatte es auch.

Es gibt Menschen, die hätscheln ihre Krankheiten. Wenn es nicht an der Hüfte weh tut, dann eben im Rücken, und ist die Wirbelsäule mit Erfolg behandelt, dann verknicken sie sich garantiert den Fuß. Solch ein Verhältnis zum eigenen Körper ist gar nicht so selten. Wenn er keine angenehmen Empfindungen mehr liefert, dann soll er uns eben anderweitig beschäftigen. Solche Leute können nicht gesund sein, da irgendein Körperteil stets am wenigsten gesund ist und von ihnen deshalb gleich als krank eingestuft wird. Nach dem Motto »Mein

Körper schmerzt, also bin ich« können sie einem stundenlang von ihren Wehwehchen erzählen. Es wird dabei ein regelrechter Erzählkult entwickelt. Nie geht ihnen der Gesprächsstoff aus, denn rechtzeitig vorher stellt sich schon eine neue Krankheit bei ihnen ein. Solche Gespräche führen zu einer als angenehm empfundenen Vereinigung von Körper und Geist, denn der Körper ist dabei allgegenwärtig und wird mit fürsorgenden oder auch kritischen Worten liebkost. Besonders gerne breiten sie sich in der Sprechstunde eines Arztes aus, dem im Ritual der Selbstliebe dann eine besondere Rolle zukommt. Dieser soll die Krankheiten nicht unbedingt heilen, sondern vor allem ihren Körper ernst nehmen, was über die Vorführung der Krankheiten geschehen soll. Ein Arzt, der bei diesem Ritual der körperlichen Selbstliebe mitspielt, kann zu großem Ansehen gelangen, er braucht von der Medizin gar nicht viel verstehen. Besonders jene Menschen, die in der Jugend viel erotischen Genuß aus ihrem Körper ziehen wollten, pflegen im Alter seine Schmerzen. Hier kann es hilfreich sein, die Menschen stärker auf andere Interessen und auf anderen Gesprächsstoff hinzulenken. Dennoch kann die Kultur des »Zipperlein-Beklagens« nicht abgeschafft werden und sie soll es auch gar nicht, denn das andere Extrem, daß wir vor Schmerzen stumm werden und unser Kummer keine Worte findet, ist auch keineswegs selten. Beides gilt: 1. Man sollte die Beschäftigung mit den Schmerzen nicht zum Selbstzweck machen und Worte nicht nur noch für den eigenen Schmerz aufbewahren, der oft erst durch diese Worte hervorgelockt wird. 2. Man sollte seine Rede für Schmerzen nicht immun und unempfänglich und den Schmerz nicht wortlos werden lassen.

Die Menschen, die in ihre Schmerzen verliebt sind, stellen für die Gesellschaft kein allzu großes Problem dar. Der Arzt kann sicher sein, daß sie rechtzeitig in seine Sprechstunde kommen und eine Krankheit nicht bis zu einem Zeitpunkt verschleppen, an dem eine erfolgreiche Behandlung schwierig wird. Und in einer geselligen Runde lassen sie nie den Gesprächsstoff ausgehen. Dennoch sollte man sie etwas von der Klagelust und Selbstbespiegelung abzulenken versuchen.

Ein wichtiges Anliegen muß es nun sein, daß nicht das andere Extrem eintritt, daß man vor Schmerz stumm wird, vor eigenem wie vor dem anderer. Stummheit gegenüber dem eigenen Schmerz kann zur Abstumpfung führen, zum Lebensverlust. Stummheit gegenüber dem Schmerz anderer zur Rücksichtslosigkeit. Wo aber ist unsere

Bereitschaft, Schmerz und Schwäche durchzustehen, besser aufgehoben als in der Verehrung des Gottes, der durch beides hindurchging? Diese Verehrung ist nicht nur für ein tolerantes Sozialgefüge und für unsere Seelenkräftigung vonnöten, sie verhindert auch, daß wir uns in unserem Leiden zu sehr nur mit uns selbst beschäftigen.

3. Die jugendliche Seele der Alten

Erfolgreiches Altern – mit Psychopharmaka?

Die Lebensgestaltung im Alter steht unter besonderen Problemen, denen sich die Forschung in den letzten Jahrzehnten intensiv zugewendet hat. So wie die Bestimmung dessen, was ein »erfülltes Leben« sein könnte, unter dem Gegensatz unterschiedlicher Weltanschauungen und Lebenskonzepte geraten kann, so findet sich auch bei der Bestimmung der Kriterien für die Beurteilung der Lebensgestaltung eine kontroverse Diskussion in der Forschung. Das Konstrukt »erfolgreiches Altern« ist zwar Ausdruck eines Optimismus nicht nur der wissenschaftlichen Machbarkeit bei den letzten Fragen der Altersforschung, sondern auch der Überzeugung, daß Bewältigungsstrategien auch für die Extremsituationen des Lebens bereitgestellt werden können – eine Position, die zahlreichen Infragestellungen ausgesetzt wurde.

Von dem Optimismus der Machbarkeit zeigen sich insbesondere die Alterspsychologie und die biochemische Hirnforschung getragen, wobei die Größe des potentiellen pharmazeutischen Anwendungsgebietes bei der Forschungsförderung eine wesentliche Rolle spielt. Andererseits stellt das Altern für viele Menschen und in der Sicht der Jahrhunderte ein Leiden dar, welches dringender Therapie bedarf. Die Verführung ist groß, Alter nicht als naturnotwendigen Abbauprozeß zu nehmen, sondern als etwas, was mit Hilfe der modernen Wissenschaft den Jungbrunnenphantasien weichen muß. Die Installierung des Konstruktes vom »erfolgreichen Altern« führt konsequenterweise im Rahmen der Liaison von Pharma-Industrie und Alterspsychologie zugleich in die Paradoxie, eine Therapieforschung dort zu fördern, wo man aus Image-Gründen gar keine Krankheit annehmen wollte. Der gemeinsame Nenner der Machbarkeit, der einen Wandel des Altersbildes von der Passivität zur Aktivität bewirken soll, entzieht dem verstärkten pharmakotherapeutischen Engagement eigentlich die Notwendigkeit zur Handlungsgrundlage, es sei denn, dieser Liaison entspränge die fatale Verknüpfung, daß die erwünschte Aktivität mit pharmazeutischen Mitteln herbeigeführt werden soll. Dies ist allerdings in erschreckendem und zunehmendem Maße der Fall. Der Konsum von Psychopharmaka bei alten Menschen ist außerordentlich gestiegen. Spannung, Angst und Erregung lösende Benzodiazepinderivate werden insbesondere vor Kaffeekränzchen eingenommen und bereits als »Seniorenhasch« bezeichnet. Man möchte ein düsteres Bild weder sehen noch präsentieren, man möchte »erfolgreich« altern. Die Auswirkungen sind katastrophal. Es erscheint angemessen, die Klage über den Psychopharmaka-Konsum nicht unspezifisch verlauten zu lassen, sondern zu fragen, ob er nicht gerade durch die forcierte Darstellung des Erfolgreichen und Aktiven statt des Passiv-Schicksalhaften im Alter mitgenährt wird.

Von der Triebbiologie des Sozialverhaltens zum Kompetenzmodell

Es gilt, Bedacht zu haben beim richtigen Begreifen des Alters unter den Perspektiven und Möglichkeiten der Wissenschaft. Der Optimismus könnte zu einer erheblichen Deformierung ihres Gegenstandes führen. Die Möglichkeit, daß unsere wissenschaftsorientierte Zeit umgekehrt von den besonderen Erfahrungen – z.B. der Vergänglichkeit – der Alten lernen könnte, wird kaum ernsthaft in den Blick genommen. Damit stellt die Altersforschung, welche sich das mentale Training (es ist bezeichnend, daß man von mental spricht, wo man eigentlich das umfassendere »geistig« meinen sollte) der Alten zum Ziel gesetzt hat, deren besondere Kapazitäten aber gerade in Frage. Der Versuch, den Alten das Verhaltensmuster des Erfolgs anzupassen, ist Ausdruck des Unwillens, von den eigenen Wertorientierungen abzugehen, und noch mehr Ausdruck einer Unfähigkeit der Menschen, differente Wertorientierungen und Verhaltensmuster zu ertragen.

Es ist deutlich zu machen, daß der Freiheitsbegriff, der als Rechtsbegriff von den biologischen Besonderheiten der Menschen sinnvoll absah, nicht unversehens dem Menschen biologische Autonomie-Ressourcen zuspricht, denen er dann nur durch externe Zuführung biochemisch wirksamer Substanzen gerecht werden kann. Wir sollten mehr darauf achten, daß der Freiheitsbegriff gerade die Toleranz gegenüber der Differenz und dem biologisch Unperfekten einschließen muß, sonst könnte das Mangelhafte durch ein Propagieren des Intakten um so mehr der Diskriminierung anheimfallen. Eine genaue Klärung der biologisch-psychologischen Kapazitäten des alternden Menschen ist daher dringlich.

Fokussierung – ein biologisches Positivmodell des Alterns

Von biologischer Seite sind in der Altersforschung früher vornehmlich Konzepte in den Vordergrund gerückt worden, die als Negativmodelle gekennzeichnet werden können. Multimorbidität (die Häufung vieler Krankheiten) und die »Altersschwäche« sind auch nicht ohne weiteres aus dem Blick zu nehmen, wenn man bedenkt, daß am Ende des Alterns der Tod steht. Dennoch meinen wir, daß die biologischen Daten zum Alterungsprozeß nicht negativ gewertet werden müssen, sondern durch Beiziehung weiterer Perspektiven einen positiv ausgerichteten Vorgang erkennen lassen, den wir als *Fokussierung* bezeichnen möchten (von lat. *focus* Brennpunkt – also Bündelung).
Prüfen wir zunächst die These vom Hirnabbau im Alter, so muß man feststellen, daß das Konzept des fortschreitenden Nervenzellverlustes, welches über Jahrzehnte die Vorstellungen vom Altern beeinflußte, mittlerweile als relativiert, wenn nicht gar widerlegt angesehen werden muß. Die Volumenverluste des Gehirns sind in erster Linie auf einen Flüssigkeitsverlust und nur in geringem Maße auf Neuronenverluste zurückzuführen. Die These, daß der Alterungsprozeß zwangsläufig mit einer Einbuße an biologischen Kapazitäten einhergeht, be-

trifft also die Neuronen höchstens in eingeschränktem Maße. Allerdings ist noch zu prüfen, welche funktionellen Auswirkungen dem Flüssigkeitsverlust und dem stärkeren Zusammenrücken der Neuronensysteme zuzusprechen ist. Es ist denkbar, daß die verschiedenen Informationsverarbeitungssysteme des Gehirns in solch einer Situation in weniger starkem Maße unabhängig voneinander arbeiten.

Völlig ohne Neuronenverlust geht der Alterungsprozeß, insbesondere im Frontalhirn, nicht vor sich. Hinsichtlich dieses Faktums ist eine gewisse Verwirrung biologischer und psychologisch-phänomenologischer Kategorien und Beschreibungsebenen festzustellen. Neuronaler Abbau muß keineswegs einen mentalen Abbau einschließen. Es besteht zwar eine Parallelität zwischen Großhirnvorgängen und geistigen Prozessen, nicht aber eine undifferenzierte zwanghafte Verknüpfung, d.h., was auf Gehirn-Ebene als Verlust beschrieben wird, muß nicht auch auf der mentalen Ebene so gedeutet werden. Wir glauben jedoch, daß bereits auf Hirn-Ebene Beschreibungsmodelle mit einseitiger Interpretation benutzt werden. Sie stehen unter dem Begriffspaar Verlust und Kompensation, dessen funktionelle Angemessenheit keineswegs erwiesen ist.

Fokussierung, nicht Verlustkompensation

Die umfangreichen Studien zum Zusammenhang von Hirnentwicklung, Hirnpathologie und Altern sind auf dem Wege, ein eigenes Fachgebiet, die Neurogeriatrie, zu konstituieren. Im Vordergrund stehen dabei Modelle, welche die Plastizität des Gehirns, die Anpassungsfähigkeit gegenüber Belastungen betonen. Das Gehirn ist in der Lage, bei Ausfall von umschriebenen Hirnregionen durch Verletzung die Informationen der zerstörten Informationsverarbeitungssysteme in anderen Hirnregionen und Prozessen zu verarbeiten. Es ist jedoch fragwürdig, ob dieses Modell der Plastizität noch in Anspruch genommen werden darf, wenn das Altern als ein normaler und nicht als ein pathologischer Ablauf eingestuft werden muß. Dennoch findet sich die schematische Beschreibung der Umstrukturierungsvorgänge im alternden Gehirn unter der doppelten Hinsicht von Verlust und plastischer Kompensation nahezu durchgängig in den gängigen Darstellungen des Alterns.

Will man jedoch nicht dazu übergehen, letztlich jeden Alterungsvorgang als eine Alzheimer-Erkrankung mit unterschiedlich später Ausprägung darzustellen, so gilt es, bereits die Umbauvorgänge des Gehirns als einen zielgerichtet sinnvollen Vorgang zu verstehen. Demzufolge ist die Vergrößerung der Neuronenoberfläche im Dendritenbereich vieler Hirnregionen im Alter Ausdruck einer Funktionskonzentrierung, deren mentales Korrelat nicht ohne weiteres herausgearbeitet werden kann, das aber am ehesten im Bereich einer Funktionsbündelung zu suchen ist. Reizuntersuchungen der menschlichen Hirnrinde zeigen, daß geistige Funktionen mit zunehmender Erfahrung ihre Lokalisation im Gehirn umschichten können. Auch ist aus Schlaganfall-Studien bekannt, daß Hirnverletzungen von identischem Umfang in Abhängigkeit vom Alter zu unterschiedlichen Ausfallmustern führen können. Insbesondere die Jargonaphasie, eine Störung der Sprache mit automatisierten und neologistischen Sprachmustern, findet sich erst im späteren Lebensalter, wenn die Sprache sich in Grundmuster kristallisiert hat. Aus kybernetischer Sicht können viele Hinweise für zunehmende Superzeichenbildung im Gehirn deutlich gemacht werden. *Dies alles stellt einen positiven Vorgang im Sinne einer Fokussierung auf den wesentlichen Kern und die wichtigsten Aspekte einer Persönlichkeit dar. Das Vergessen stellt in diesem Sinne nicht per se eine negative Tätigkeit dar, sondern dient der Vereinheitlichung der Persönlichkeitsmerkmale.* Die bloße informationstheoretische Betrachtung dieser Sachverhalte würde übersehen lassen, daß Vergessen einen tiefenpsychologisch notwendigen Vorgang darstellen kann. Die Übertrainierung von Primaten im Symbolsprachexperiment führte oft nicht einfach zum Ausbau kognitiver Fähigkeiten, sondern zu etwas, was eher als neurotische Reaktion beschrieben werden kann. Die Aufforderung mancher Kybernetiker, die Informationsspeicherungsressourcen des Gehirns besser auszunutzen, muß aus der tiefenpsychologischen Sicht mit Vorsicht begegnet werden. Dies gilt insbesondere dann, wenn die Kapazitäten unspezifisch, d.h. ohne Rücksicht und Bezugnahme auf bereits vorhandene Inhalte aktiviert werden sollen, wie das häufig aufgrund des verallgemeinernden kognitivistischen und kybernetischen Ansatzes der Wissenschaften der Fall ist. Hier sollte Bedacht darauf gelegt werden, daß die dem Alternsprozeß angemessene charakterisierende Fokussierung durch unspezifische Trainingsprogramme eher gestört als gefördert wird. Anstelle der Propagierung eines »Brain Jogging« (bei dem die Alten zu Computertrainingsprogrammen angehalten werden) sollte mehr Einsatz für eine Erforschung angemessener inhaltlicher Bildung im Alter geleistet werden.

Fokussierung und Inhalt

Abstrakte kognitive Übungsprogramme, wie sie im »Brain Jogging« propagiert werden, erscheinen uns für die Prophylaxe und Rehabilitation normaler wie pathologischer Alterungsprozesse nur in deutlich eingeschränktem Maße als sinnvoll. Ein vielfältiges inhaltlich orientiertes Bildungsangebot erscheint insbesondere für den Normalverlauf des Alterns angemessen. Bezieht man sich auf den von der Sprachwissenschaft entwickelten Begriff der Kompetenz, so ist festzustellen, daß sie nur über konkrete Beschäftigungen erworben werden kann. Diese sollten im Alter auf inhaltliche Interessen abgestimmt sein, da kaum jemand im Alter damit belastet werden möchte, die Denkformen zur Durchdringung von Wissen aus Bereichen abziehen zu müssen, die ihn gar nicht interessieren.

Fokussierung schließt Beweglichkeit aber nun keinesfalls aus, ja diese kann selber in den Brennpunkt der Bemühungen gestellt werden. Die Beweglichkeit über Inhalte hinweg sollte jedoch nicht erst von einer Gerontopädagogik thematisiert werden, sondern sollte, wie das Thema Alter überhaupt, schon früh Gegenstand des Lernens werden. Eine völlige Abkehr von den Inhalten jedoch würde sich den Alten gegenüber als inhuman erweisen. Problematisch sind vor allem jene Situationen, in denen eine Fortführung früherer Betätigungen nach der Pensionierung nicht möglich ist. Die Sehnsucht des 70jährigen Toreros, noch einmal in die Arena zu steigen, kann erheblich sein (es sind derartige lebensgefährliche Fälle vorgekommen), dieser Problematik ist mit einer bloßen kognitiven Aktivierung nicht beizukommen. Bildungsinhalte, die sich mit dem Sinn des Lebens (sei es literarisch, künstlerisch, religiös o.a.) befassen, sollten früh erworben werden, um den Schmerz des Verzichts als einen Gewinn erleben zu lassen, der auf die tiefere Bedeutung der Welt und ihren Sinn hinweisen kann. Die einseitige Orientierung an einem leistungsbezogenen Kognitivismus könnte sonst nicht nur zum allgemeinen Begehren der pharmakologischen Substitution, sondern auch der zusätzlichen Akquisition von Hirngeweben führen, deren Grundlagen in Implantationsexperimenten zur Zeit erforscht werden.

Die Gesellschaft könnte sehr viel von den alten Menschen lernen, wenn auch nicht immer praktisch anwendbare Inhalte, so doch bisweilen Haltungen des Ausgleichs, die bei einer bloßen Übertragung des Leistungskonzepts in das Alter auch dort verschwinden könnten.

Schon zeigen sich die ersten katastrophalen Auswirkungen einer rein kognitivistischen Weltanschauung, die kein weiterreichendes Person-Konzept aufweist. Der australische Philosoph Peter Singer (1984) hält Tötung von Neugeborenen ohne kognitive Vermögen für gerechtfertigt. Falls die Alten nicht mehr als auf einen Lebenssinn sich hinentwickelnde Personen, sondern mehr und mehr als bloße kognitive Systeme verstanden werden, werden ähnliche Äußerungen der »Ethik« auch hier lauter werden.

Sterben unter dem Leistungsprinzip

Weltweit läßt sich beobachten, daß das Vertrauen in die Toleranzfähigkeit des Menschen nur gering ist. Trotz der Betonung des Ideals von Individualität versuchen die Menschen, ihre Besonderheiten zu vertuschen. Man mißtraut der Fähigkeit des anderen, mit Unterschieden umgehen zu können. Differenzen aufzuweisen ist gleichbedeutend geworden mit im Streit zu liegen, obwohl Differenzen aufzuweisen eigentlich die Voraussetzung von Individualität ist. Hier zeigt sich also bereits im Sprachgebrauch die fatale Unfähigkeit, Unterschiede zu ertragen. Individualität ist daher auch zum großen Allgemeinbegriff geworden, der nicht der Stützung von Unterschieden, sondern der Durchgängigkeit der Ichbezogenheit Ausdruck verleihen soll, d.h.

die Individuen unterscheiden sich nicht mehr voneinander, sondern sind sich in ihrer Ichbezogenheit alle gleich. Wiewohl der Begriff der Individualität seinen Ursprung in einer Unterscheidungslogik hat, besitzt er nun doch nicht mehr unterscheidende, sondern gleichmachende Bedeutungen, eben die des allgemeinen Konsenses der Egozentriker. Gewahrt man diesen faktischen Bedeutungswandel der Individualität, so muß man mißtrauisch werden gegenüber allen Versuchen, differente Rollen zwischen verschiedenen Sozialpartnern festzuschreiben, da diese Rollen zum Teil aus dem allgemeinen Konsens herausfallen könnten. Dies gilt insbesondere auch für die Rolle des alten Menschen, der die Rolle der abgeklärten Weisheit und Distanz gegenüber den Lebensproblemen einnehmen möchte, um mit einem abwägenden Urteil der Jugend beiseitezustehen. Für eine derartige Rolle läßt die von den jüngeren Generationen bestimmte Gesellschaft zur Zeit jedoch keinen wesentlichen Raum. Im Gegenteil, die ältere Generation ist in einen Rechtfertigungszwang geraten und kann nicht mehr auf ein durch die Erfahrung des nahenden Todes abgeklärtes Urteil verweisen. Während sich früher noch ganze Philosophien und Weltbilder aus der Frage nach dem Tode des Menschen speisten, wird in der gegenwärtigen, an aktivem Handeln orientierten Gesellschaft ein Urteil, das sich in Lebensangelegenheiten an der Frage nach dem Tode orientiert, als störend empfunden. Die Alten dürfen also nicht auf einen Erfahrungsvorsprung durch größere Nähe zum Tode verweisen und sind bei der immer kürzer werdenden Halbwertzeit des Wissens auch mit ihrer Lebenserfahrung kaum gefragt, da die kognitiven Inhalte von gestern für die Probleme von heute als veraltet angesehen werden. Dieses liegt daran, daß man kognitive Inhalte unabhängig von der psychologischen Einbettung betrachtet, d.h. die geistige berufliche Leistung wird als isolierter Baustein des Handelns genommen und nicht in seiner Einbettung in die soziologischen Strukturen von Familie, Freundschaft und z.B. auch Nachbarschaft und auch nicht im Zusammenhang der verschiedenen Seelenkomponenten betrachtet. Die Anbindung der Kognition an soziologisch-psychologische Dimensionen wird vielmehr den leistungsaufbauenden Wochenendseminaren zur Selbsterfahrung, Menschenführung usw. übertragen, welche alle zwei Jahre mit einem neuen Konzept von Lebensbewältigung aufwarten und ganz und gar nicht auf dauerhafte Weisheit aus sind. Aus diesem Grunde ist auch die Domäne Weisheit einem technischen, aktivistischen Zugriff unterworfen worden. Der Bereich, der früher den Alten zustand, nämlich den Jüngeren Rat zu geben, wird von jungen Psychotrainern abgedeckt.

4. Laßt uns doch zu Hause sterben!

In der Bundesrepublik Deutschland starben Ende der achtziger Jahre jährlich ca. 160.000 Menschen an Krebs, und viele erfahren dabei, daß sie nicht allein über ihren Körper verfügen. Die Diesseitshoffnungen haben die Krankenhäuser zu Instrumenten gegen den Tod machen wollen, aber die hochspezialisierten technischen Einrichtungen lassen nicht das Gefühl aufkommen, mit der Abwesenheit des Todes sei bereits das Leben erreicht.

Der Sterbende kann sich nicht einmal an den Strohhalm seines Trinkglases klammern, höchstens an den Ernährungsschlauch, der durch eine Nasenöffnung in Schlund und Magen führt. Aber auch das kann schmerzhaft sein, wenn bei der Armbewegung die Infusionskanüle verrutscht.

Auch in seinen innersten Körper kann sich der Patient nicht zurückziehen, sein Herzschlag klingt als heller Piepston der Anästhesie-Monitoren über die ganze Intensivstation. Nicht einmal in seinem Körper ist der Sterbende zu Hause, in seiner eigenen Heimat kann sich der Mensch in seinen letzten Lebenstagen verlassener vorkommen als im fernen China.

Der Fachsprache der Ärzte, die wohl gute Worte, aber wenig Zeit haben, nicht mächtig, richtet er seine ganze Hoffnung auf die Krankenschwester, die ihm Mutter, Frau und Bruder in einem sein muß, da die wirklichen Angehörigen nur zu eingeschränkten Zeiten am Bette sitzen können.

Die Schwester wird dadurch zu einer unausgesprochenen Hoffnung auf Weiterleben, ja Auferweckung. Wenn sie morgens die vom Schmerz zermarterten Glieder wäscht, dann mag sie dem im Dämmer

Liegenden wie die ägyptische Göttin Isis erscheinen, die ihrem Bruder Osiris durch Liebe das Leben wiedergab.

Zwischen all den Apparaten ein Keim der Hoffnung! Das Antlitz der Schwester als Gewißheit, im Tod die Geborgenheit der Mutter und den zum Licht führenden Begleiter in einem zu finden. Welches Glück, die Medizin als Einübung in den so dringend benötigten Lebensmut erfahren zu dürfen: Tröstend berichtet die Schwester von der Besserung der Laborwerte.

Was macht es, daß wir sterben müssen, wenn sie uns in eine frohe Botschaft einübt. Die Nachtschwester, welche am Sterbebett die Nachtwache hält und liest, läßt alte Texte lebendig werden, in welchen die Engel nicht nur am Grabe Wache hielten, sondern uns auch liebevoll vor Gott, den Allmächtigen, führten. Todesengel nannte man sie in fernen Zeiten.

Doch welches Entsetzen, wenn sich solch ein Engel über uns beugt und sagt: »Ich muß eine Mundspülung machen«, und uns dabei die Nase zuhält und nicht aufhört, den Mund zu spülen, und wenn das Wasser sich in uns ergießt, unseren Lebensnerv zu erschütterndem Husten und Erbrechen zwingt, aber der sich aufbäumende Körper zurückgestoßen wird von diesem Engel, der uns würgen macht, mundtot und dann auch blicklos.

Jeder Engel ist schrecklich. Wie unfaßbar aber ist er, wenn er, statt zu schützen, zu helfen und im Tode zu begleiten, selber Überbringer des Todes ist. So geschehen in Wien, wo gleich vier »Todesengel«, wie sie in der Presse genannt werden, 49 oder sogar viel mehr Patienten nach eigenem Geständnis zu Tode brachten. So geschehen in Wuppertal, wo eine 30jährige, ehemals Krankenschwester am dortigen St.-Petrus-Krankenhaus, mutmaßlich 17 Patienten in den Todesnachen steigen ließ.

Die Öffentlichkeit reagierte entsetzt. Das Geschehen wurde zum Anlaß für vielfältige »Aufdeckungen« von Mißständen in der Gesellschaft genommen. Der Rechtsfall wurde mit medizinischen Mitteln traktiert und als Symptom einer Erkrankung des Gesundheitswesens oder der ganzen Gesellschaft angesehen.

Jeder bringt die Kritik unter, die ihm gerade am Herzen liegt. Betrachten wir die dabei herrschenden Leitideen, so sind wir zu einer kritischen Gesellschaft geworden, nicht zu einer karitativen. Liegt darin vielleicht gerade der Fehler?

Ich glaube, es ist Zeit, das Thema Tod und Medizin noch einmal genauer zu behandeln. Hierbei genügt es nicht allein, von der Gesellschaft zu sprechen, zu schnell wird dabei vergessen, wie der Tod uns alle betrifft. Wenn die Rede vom Ich denn einen Sinn hat, dann doch in erster Linie den, daß es sterben muß, daß Du und ich sterben müssen. Der in die Gesellschaft hineinprojizierte Tod ist keiner.

Gibt es überhaupt noch den Tod oder ist der Mensch schon längst gestorben, indem er seinen Tod umdefiniert hat? Heute stirbt nicht mehr der menschliche Leib, sondern sein Gehirn. Der Mensch gilt als gestorben, wenn sein Gehirn unwiederbringlich die Funktionen eingestellt hat, möge das Herz auch noch schlagen. Die Personalität wird dem zwei Prozent des Körpergewichts ausmachenden Gehirn zugerechnet, der übrige Organismus gilt als eine Art Instrument, das vom Spieler ausgewechselt werden darf (manche Hirnforscher sehen sogar das Gehirn als Instrument an).

Der Mensch ist als beseelter Leib demnach nur hinter seiner Stirn anwesend, alles andere ist funktionelles Anhängsel, gleich einem Auto, Schmuckstück oder Polohemd, das manche auch zu ihrer (erweiterten) Identität rechnen. Die Krankenschwester, welche dem Patienten die Oberschenkel wäscht, befaßt sich also mit einer austauschbaren Sache. Isis bräuchte nicht mehr alle 14 Stücke ihres Bruders zusammenzusuchen, um ihm das Leben zu geben. Das in einer Nährvitrine aufbewahrte Gehirn wäre schon die Gegenwart der Person.

Möchten Sie ein Gehirn heiraten? Wie konnte es dazu kommen, daß eine jahrtausendalte Tradition, den gesamten Leib als beseelt zu erfahren, in den 60er Jahren des 20. Jahrhunderts ohne viel Einspruch aufgegeben wurde? Für das Überleben mit fremden Organen hat man die Wirklichkeit des Leibes dahingegeben. Um das Leben zu verlängern, hat man es unwirklicher gemacht. Im Kampf gegen den Tod wurde dem Menschen die Mitte, das Herz, entrissen, das nun nicht mehr den Menschen ausmacht. Es ist austauschbarer und beweglicher geworden als eine Immobilie.

Die Hirnforschung hat zugleich immer deutlicher vor Augen geführt, daß nicht nur der Verstand vom Gehirn getragen wird, sondern auch das Gefühl. Die Unterscheidung von Herz und Verstand ist danach innerhalb des Gehirns möglich. Auch »Kopf und Bauch« meinen Funktionsbereiche, die beide dem Gehirn zuzurechnen sind. Wer ein Plastikherz eingepflanzt bekommt, kann daher dennoch von herzlichem Gefühl sein.

Wie aber soll man zu einem Gehirn zärtlich sein? Hätte Isis ihren Bruder in einem Stück Fleisch wiedererkannt? Die Einsichten über den Zusammenhang von Gehirn und Seele sind heute von einem individualistischen Zugang geprägt und berücksichtigen nicht die Weise, in der Menschen einander begegnen.

Mit der Überlegung, daß alle Denkvorgänge vom Gehirn getragen werden, wird die Personalität dem Gehirn zugerechnet. Es kann demgemäß durchaus geschehen, daß jemand nach Ausfall des Gehirns für tot erklärt ist und die Angehörigen noch seinen Puls spüren. Warum auch nicht, schließlich rechnet man den Pulsschlag nicht mehr zur vernünftigen Personalität.

Diese Logik kann man weitertreiben. Wenn der Leib nicht konstitutiv für die Persönlichkeit ist, dann können es auch nicht jene Hirnregionen sein, welche der Steuerung des Lebens dienen. Schon wird der Ruf laut, nicht vom Hirntod, sondern vom Teilhirntod bei der Bestimmung des Menschen auszugehen.

Dann ist das Atemzentrum, da es nicht der intelligenten Informationsverarbeitung dient, genauso unbedeutsam für das Geschehen von Personalität wie die Lunge selber. Friedhöfe könnten dann mit atmenden Leichnamen bevölkert werden. Oder? Könnte man diesen Wesen nicht auch schon vorher Wasser in die Lungen kippen?

Muß ich meine Ausdrucksweise entschuldigen, oder gibt sie nicht eher die Sache wieder, die in Gefahr steht, unmenschlich zu werden, weil aus dem Blick geraten kann, was überhaupt das Menschliche ist oder sein soll? In Münster hat ein Gynäkologe einem großhirnlosen Säugling, der schlucken und schreien konnte, die Nieren für Transplantationszwecke entnommen und ihn bei der Operation einschläfern lassen, mit der Begründung, daß ohne das Großhirn – welches das Denkvermögen trägt – eine Entwicklung der Persönlichkeit nicht möglich sei. Logisch konsequent. Aber ist es dann nicht auch konsequent, einem Erwachsenen, dessen Hirn nicht mehr richtig funktioniert, der im Delirium seine Persönlichkeit verliert, soviel Rohypnol zu spritzen, wie die Wuppertaler Krankenschwester es tat, bis er stirbt?

Stirbt der Mensch, wenn sein Gehirn die Funktion einstellt oder wenn der Leib erkaltet? Oder stirbt er schon, wenn die vernunftorientierten Hirnteile zugrundegehen? Ist ein Embryo, der noch kein Gehirn entwickelt, vielleicht ebenso als tot zu bezeichnen wie der Jugendliche, dem es beim Motorradunfall zerschmettert wurde?

Mit all diesen Fragen werden sich die Medizinethiker demnächst noch genauer befassen müssen. In den USA gibt es bereits an fast allen Universitätskliniken den Medizinethiker, der beratend zum Beispiel auf die Neugeborenenstation gerufen werden kann, um dort zu entscheiden, wie etwa mit einem fehlgebildeten 600 Gramm schweren Frühgeborenen zu verfahren ist.

Die Krankenschwester mag dann dabeistehen und erfahren, daß gerade das ärmste und jämmerlichste Wesen, dem all ihr Mitgefühl und Mitleid galt, nicht mehr ihre Zuwendung erfahren soll, da es zu geringe Chancen hat, ohne schwerste Schäden zu überleben. Einfühlungsvermögen (Empathie) läßt sich jedoch nicht verrechnen wie ein artifizieller Faktor der Lebensqualität, sondern ereignet sich auf der Seelenebene, auf der uns einst Engel begegneten.

Bei der Diskussion um die Organentnahme bei großhirnlosen Neugeborenen wurde das Argument ins Feld geführt, sie hätten doch keine Lebenserwartung (ein Überleben von mehr als drei Jahren wurde bisher nicht beobachtet). Wie muß solch ein Argument auf eine Krankenschwester wirken, die einen Krebskranken füttern soll und will, der über seine Körperöffnungen nicht mehr Herr ist, dem noch eine zusätzliche geeitert ist und der höchstens noch drei Monate zu leben hat?

Was wird aus einer Medizin werden, in die das verrechnende Kosten-Nutzen-Denken Einzug hält? Kann sie überhaupt Raum liefern für ein Weltbild, in dem eine Liebe noch gelebt wird, die nicht beim leisesten Anflug von Ekel dem Nihilismus oder einer existentialistischen Beliebigkeit verfällt?

Die Medizinische Ethik muß sich auf die Beurteilung von Kosten-Nutzen-Analysen einlassen. Auch ein Kriterien-Katalog für die Einschätzung der Lebensqualität scheint nötig zu sein, da man zum Beispiel vor einer Hirnoperation nicht nur wissen will, ob die Entfernung des Hirntumors das Leben rettet, sondern auch, ob man anschließend noch sprechen und laufen kann.

Die Gefahr bei skalenmäßigen Abstufungen der Lebensqualität liegt jedoch darin, daß sie sich verabsolutieren und dann verselbständigen können. Was für den Patienten eine wertvolle Entscheidungshilfe vor einem schweren Eingriff sein mag, kann sich zu einem gefährlichen Werturteil verfestigen, das, statt den Entscheidungen die Inhalte zu liefern, ihnen auch noch Maßstab wird. Dann könnte unversehens nicht mehr der Patient, sondern das medizinische Personal der Ansicht sein, daß nicht genügend Lebensqualität vorliege . . .

Die junge Wissenschaft der Medizinischen Ethik wird sich eines stärkeren Einflusses utilitaristischer, auf den Nutzen gerichteter Prinzipien nicht erwehren können, diese liegen einer Einzeldisziplin näher als ganzheitliche Perspektiven. Sie wird jedoch darauf achtgeben müssen, daß Entscheidungshilfen für den Patienten nicht in objektive Maßstäbe der Ärzte und Schwestern umschlagen.

Gerade diese Gefahr ergibt sich aber, wenn eine notwendig weitgehend analytisch verfahrende Medizinische Ethik sich nicht in ein allgemeineres Ethos eingebettet weiß. Wie soll dieses aber gelehrt werden? Zwischenmenschliche Verhaltensweisen können ihren sittlichen Horizont nicht allein aus der Logik von Einzelfallentscheidungen beziehen.

Wie können wir die Wahrheit bewahren, daß Personalität zwar mit dem Gehirn verbunden, daß der Mensch aber in seiner ganzen Gestalt der zu Liebende ist? Der Leib ist kein Ersatzteillager für Organe, das über eine technische Wertigkeit nicht hinausgelangen könnte, sondern kann hingegeben werden, wie auch Christus seinen Leib hingab.

Gerade dadurch ist er aber als zutiefst personal anzusehen und nicht bloßer Vorläufer späterer Kunststofforgan-Generationen. Die unendlichen Machtansprüche unserer Seele, die sich im Hunger nach langem Leben, ja Unsterblichkeit der Seele kundtun, und die Endlichkeit unseres Leibes können nur zur Versöhnung gelangen, wenn wir den Leib wieder von der Seele her verstehen, die ihre Unendlichkeit in die Endlichkeit des Körpers zurücknimmt, um dem anderen liebend begegnen zu können.

Man hat die Tötungstaten des Wiener und Wuppertaler Intensivpersonals zum Anlaß genommen, eine bessere Bezahlung für Schwestern zu fordern. Sicherlich nicht verkehrt.

Aber wichtiger noch ist, daß die Schwestern eine Orientierung für ihre Arbeit erkennen und den Sinn für ihren hohen Wert bewahren und die Tätigkeit nicht nur als Aufbringen von Franzbranntwein auf den Körper, Ringer-Lösung in den Körper und Urin aus dem Katheter in den Abguß verstehen. Der Beruf der Krankenschwester hat sich aus dem der Ordensschwester abgeleitet, welche ihr ganzes Leben dem Dienst an den Kranken widmete, wie dies auch die weltlichen Schwestern taten.

Mit der Reduzierung der Wochenarbeitszeit auf 40 und weniger Stunden trat aber nicht nur ein quantitatives Mehr an Freizeit, sondern auch ein qualitativer Sprung im Selbstverständnis vieler Schwestern ein. Ein Patient wurde nicht mehr von morgens bis abends betreut: Im genau geplanten wechselnden Schichtdienst wurden gerade aufkeimende menschliche Beziehungen oft durch den Dienstplan abgebrochen.

Mit dem im nächsten Dienst neu zu beziehenden Bett zog oft auch ein neuer Patient ein, mit dem wieder das gleiche Gespräch wie mit dem Vorgänger zu führen, das ihm die Orientierung im Krankenhaus erleichtern sollte, zur langweiligen Routine werden konnte. Sterbebegleitung nach Dienstplan ist wie die Liebe mit einer austauschbaren Gummipuppe.

Nun haben sich schon viele zum mangelnden Todesverständnis im Krankenhaus zu Wort gemeldet. Man kann sogar zur Zeit eine florierende Todeskultur mit ihren schwarzen Blüten feststellen. Diese, in Gegnerschaft zur sogenannten Apparatemedizin stehend, vermag den Schwestern auch nicht zu helfen. Wer mit dem tibetanischen Totenbuch das Beatmungsgerät exorzieren will, bleibt jener Dämonologie verhaftet, die wohl die Begleitergestalten, nicht aber das Licht erahnen lassen, zu dem hingeführt werden soll.

Wohl beginnt man, den Schmerz und die Schattenseite des Lebens zu entdecken, doch zu sehr vermag man sie nicht anders als gegen das Leuchtende zu artikulieren, so wie Nietzsche, in einem verzweifelten Abwehrkampf gegen die positivistisch-utilitaristische Lustmaximierung der Naturwissenschaft, eine fröhliche Wissenschaft proklamierte, welche den Schmerz erzeugt, um die Lust zu gewinnen (und damit aus dem Horizont des Genießens doch nicht heraustreten konnte). Noch immer fällt es uns schwer, den Drang nach dem Ganzen zu mäßigen. Ganz Tod oder ganz Leben? Ganz Hingabe oder ganz Verachtung? Wann lernen wir zu ertragen?

Die Schwestern des Wiener Krankenhauses gaben an, daß die alten Patienten zum Teil »lästig« waren. Sie konnten die Last nicht ertragen, nicht tolerieren. Wie hätten sie die Toleranz erlernen sollen? Die Gesellschaft hinter ihnen weiß, daß bald 80 Prozent der Krankenkassenausgaben auf das letzte Lebensjahr entfallen. Auch eine Frage der finanziellen Toleranz.

Unsere heutige Strategie, Duldungen zu erreichen, ist zumeist so aufgebaut, daß Differenzen verwischt werden sollen. Wenn die Möwe keinen auffälligen Fleck mehr im Federkleid besitzt, steht sie nicht mehr in der Gefahr, von ihren Kolleginnen zerhackt zu werden. Man paßt sich an oder redet Unterschiede weg. Um die rechtliche Gleichheit aller Menschen einsehbar zu machen, spielt man kulturelle und körperliche Differenzen herunter. Man traut der Fähigkeit zu Toleranz nicht, man mißtraut den Menschen.

In der Tat konnte die Wissenschaft mit höchst verdienstvollen Resultaten gegenüber alten Menschen aufwarten. Sie verfügen noch über eine große Leistungsfähigkeit, die nicht unnötig brachliegen muß, und können, wenn sie sich nur auf ihre Gegenwart konzentrieren, ein frohes Leben führen.

Allerdings nicht auf der Intensivstation. Hier muß die Krankenschwester die Andersartigkeit der vom Tode Gezeichneten durchstehen. Hier hilft auch nicht die Sexualisierung des Alters (»Sex nach 60«), dessen Besonderheiten zu kaschieren. In einer Zeit, in der es zur Diffamierung eines Menschen genügt festzustellen, daß er sich in seinem Sexualleben um Askese bemüht, kann im Alter nicht mehr Weisheit gesehen werden.

Während die »vitalen« Menschen der Gesellschaft unter dem Bilde des Wunsches leben, einen jeweils plötzlichen Tod zu sterben, der so plötzlich ist, daß sie ihn gar nicht mitbekommen, und der damit die Verdrängung nicht gefährdet, kann der Tod auf der Intensivstation nicht mit den gleichen Vorstellungen »beseitigt« werden.

Da unsere Kultur die Bitte früherer Zeiten, daß der Tod nicht unverhofft kommen möge, nicht wieder so schnell aktivieren wird, muß sie anders auf das letzte Anlitz des Alters vorbereitet werden als durch Verdrängung oder deren bloßen Gegensatz, die Beschwörung von Teufelchen und den Dämonen des Zwischenreiches und sogenannten Unbewußten mitsamt Magie und Zauberei. Aus dem spielerischen Hexensabbat, welcher die geschlechtliche Vereinigung mit dem Teufel feiert, wird der Tiefenpsychologie eher Ernstes herauslesen.

Nicht dem Spiegelbild des eigenen Machthungers, das unter dem Namen Teufel auftritt, gilt es sich zu vermählen. Wenn die Spiegelungsschemata der Ethik nicht mehr funktionieren und wir – in unseren Wünschen verschlossen – im anderen nicht mehr uns selber erkennen können, vermag nur noch die Wahrheit, daß im Leidenden uns Gott erscheint, den Abgrund zu überbrücken.

Doch wer will solch einer Ethik vertrauen? Da möchte man doch lieber zu Hause sterben. Schon bilden sich in mehreren Städten Initiativgruppen für den Heimgang zu Hause. Doch wie soll das verwirklicht werden? Wer soll die Infusionen betreuen, die bei den ausgedörrten hinfälligen Krebspatienten, welche keine Nahrung mehr zu sich nehmen können, unverzichtbar sind?

Viele wollen sich ehrenamtlich engagieren. Soll man ähnlich dem Babyjahr auch ein»Sterbejahr« einrichten, welches die Betreuung der schwerkranken Angehörigen ermöglicht? Wer soll dies alles finanzieren? Wer soll die vielen Fälle verantworten, die im Krankenhaus doch noch eine reelle Lebenschance hätten? Dürfen Laien für die zwischenzeitliche Betreuung von Infusionen angelernt werden?

Viele praktische Fragen sind zu klären, die nur in Zusammenarbeit von technischer Medizin und Liebeswillen in wohldosierender Hand zu lösen sind.

5. Glück im Sterbebett

Wie lebt es sich auf einer Intensivstation?

Intensivstationen werden eingerichtet, um Menschen mit schweren plötzlichen Krankheiten zu behandeln, die viel mehr Aufmerksamkeit und Fürsorge erfordern als ein unkomplizierter Unterarmbruch in der Heilungsphase. Die Schwestern können den Patienten dort rund um die Uhr beobachten und können eingreifen, bevor er selber bemerkt, daß sich seine Blutwerte oder sein Kreislauf verschlechtert haben oder daß sein Herz an Kraft verloren hat. Wenn dann nach ein paar Tagen der Körper sein Gleichgewicht wiedergefunden hat, dann kann der Kranke wieder auf eine Station verlegt werden, auf der die Schwester nur alle paar Stunden, oder wenn man klingelt, nach einem schaut. Eine Intensivstation ist also eine gute Sache. Sie schirmt einen ab, wenn allzu viele Gefahren auf das Leben einstürmen und an den Lebensgeistern zupfen. Dennoch möchten viele, daß es Intensivstationen auf dieser Erde gar nicht gibt. Warum?

Nun, sie weisen auf die Fälle hin, in denen Schwestern und Ärzte den Kranken nicht so schnell am Abgrund vorbeiführen konnten und diesen unnötig lang auf sein Ende starren lassen. Statt nur einer Überwachung in kritischen Phasen, z.B. nach Operationen, zu dienen, würde Menschen, bei denen die Lebensuhr abgelaufen sei, diese noch einmal künstlich aufgezogen, auch wenn der Zeiger abgebrochen und das Zifferblatt nicht mehr lesbar sei.

In der Tat gibt es Patienten, bei denen die Krise nicht in eine schnelle Entscheidung führt, sondern die sich in einem Zwischenreich zwischen Leben und Tod einzurichten scheinen, das früher nur in der Phantasie der Dichter existierte. Aus der Hoffnung heraus, doch noch heilen zu können, geschieht immer mehr, was ein alter Priester, der innerhalb von zwei Jahren drei Schlaganfälle erlitt, einmal sagte: »Man stirbt Stück für Stück«. Weil man dem Tod ein Schnippchen schlagen möchte, muß man sich immer mehr mit ihm befassen, eine unangenehme Vorstellung für jene, die sich – wie so viele – einen plötzlichen Tod wünschen, den sie möglichst gar nicht mitbekommen wollen. Es ist nur zu verständlich, daß sie auch von einer Intensivstation nichts wissen möchten, am liebsten sie sogar abgeschafft hätten. Es wäre noch zu prüfen, ob diejenigen, denen das durch Hoffnung auf Leben manchmal verlängerte Sterben ein Dorn im Auge ist, nicht besonders an der Rose des Lebens hängen und bis zuletzt von ihr nicht ablassen wollen. Wie dem auch sei, Intensivstationen, auf denen auch viele Schwerkranke gerettet wurden, bedürfen unserer vermehrten Unterstützung, und die Schwestern, die hier unter verstärkten Anforderungen arbeiten müssen, haben unsere besondere Anerkennung verdient. Bei manchen schwersten Krankheiten verlassen nur zwei Drittel der Kranken die Intensivstation wieder lebend. Aber wer würde solch eine Chance ablehnen, auch wenn es sich vielleicht erst nach Wochen entscheidet, ob man wieder zu seinen Lieben zurück kann? Man sollte sich also klarmachen, daß man auf der Intensivstation nicht nur stirbt, sondern auch lebt – vielleicht morgen schon. Wie aber lebt man auf solch einer Station? Ist das überhaupt noch ein Leben oder ist es nicht schlimmer als in einem Gefängnis, wo man mittags wenigstens noch eine Stunde auf den Hof kann, ist es nicht schlimmer als in einer Folterkammer, weil es kein Geständnis gibt, nach dem einem die Qualen erlassen würden? Ist das Lebensende nicht überhaupt etwas Furchtbares?

Die Befragung von Patienten, die auf der Intensivstation lagen oder die bei Unfällen oder sonstwo dem Tod noch einmal »von der Schippe gesprungen« sind, vermitteln ein anderes Bild. An die vielen technischen Geräte, welche eine Intensivstation so unheimlich erscheinen lassen, besteht oft gar keine Erinnerung. Der Patient ist vielmehr mit seiner Innenwelt beschäftigt. Für Angehörige und solche, die als Nicht-Patienten einen Blick auf eine Intensivstation tun können, erscheint alles zunächst als maschinell, unpersönlich, ja gar menschenfeindlich. Nur das Gefühl des Ausgeliefertseins kann sich hier einstellen. Das gilt auch für jene, für die Technik zum Beruf gehört. So machte sich ein Ingenieur, der nach einem schweren Herzinfarkt mit Kreislaufversagen von einer Maschine beatmet wurde, Sorgen, ob das Gerät auch richtig geeicht sei und schrieb mit letzter Kraft auf einen Zettel »Eichwerte?«. Es ist nicht einfach die Undurchschaubarkeit technischer Apparaturen, die ein unangenehmes Gefühl der Abhängigkeit in uns aufkommen läßt, sondern die Tatsache, daß man weder aus eigener Kraft, noch mit einer liebenden Geste allein zur Heilung kommen kann. Es fällt uns allen, die wir in Beruf, Haushalt und Regelung von Familienangelegenheiten stets auf Aktivität eingestellt sein müssen, schwer einzusehen, daß etwas nicht nur von unserem Willen abhängen sollte. So wichtig der Wille zum Gesundwerden für die Genesung auch ist, die Kräfte müssen geschont werden und der Wille sollte sich nicht an unnötigen Widerständen erschöpfen. Dafür ist es günstig zu wissen, daß eine Intensivstation oft gar nicht als so schrecklich erlebt wird, wie sie uns beim Blick von außen erscheint. Nicht nur, daß die Patienten Beruhigungsmittel bekommen und häufig in eine Art Heilschlaf versetzt werden, auch jene, die bei wachem Bewußtsein sind, können sich durch die Heilkraft der Seele eine Innenwelt aufbauen, in der die herrlichsten Blumenteppiche ausgebreitet sind, prächtige Blütenlandschaften erblühen und ein Fest mit tausend Lichterkerzen sich abspielt. Eine Patientin, die bei einer Typhus-Erkrankung für die Außenwelt gar nicht ansprechbar erschien, fühlte sich wie in ein Rosenmeer gebettet, in dem alles flammend rot leuchtete von paradiesesgleichen Blüten. Dieser Rückzug in die Innenwelt gelingt meist ohne großen Aufwand, man braucht sich gar nicht erst darauf einstellen zu wollen, »Träume« zu haben, vielmehr drängen sich solche Erlebnisse so deutlich auf, daß es schwerfällt, nicht den Ausdruck einer anderen Welt in ihnen zu sehen. Die Distanz zur »wirklichen« Umgebung kann soweit gehen, daß man meint, seinen eigenen Körper unter sich auf dem Bett aus einer höheren Schwebeperspektive betrachten zu können. Solche Selbstbeobachtungen aus einem Blickwinkel außerhalb des eigenen Körpers kommen immer wieder vor, und man hat gemeint, daß sie Ausdruck einer sicheren Jenseitserfahrung seien. Die Erforschung solcher Erlebnisse ist schon zu einer eigenständigen Wissenschaft geworden, und viele, die von solchen Berichten gehört haben, fanden dadurch selber zu einer neuen Sicht und Betrachtung der Welt. Was dabei die meisten als Jenseits-Erfahrungen deuten, wird oft nüchterner als bloße »Todesnähe-Erfahrung« bezeichnet, womit aber nicht gesagt werden soll, daß sich der Tod nach Auftreten solcher Erfahrungen auch wirklich einstellt. In vielen Fällen handelt es sich eher um eine vorübergehende erste Begegnung, die allerdings oft nach ähnlichem Muster abläuft. Man kennt folgende Erfahrungen:

1. Ein ausgeprägtes Gefühl von Frieden und Friedfertigkeit.
2. Das Selbstsehen des eigenen Körpers von außerhalb, meistens von oben.
3. Die »Tunnelerfahrung«, bei der man das Gefühl hat, durch einen engen dunklen Raum dem Licht entgegenzustreben.
4. Begegnung mit »Lichtwesen«, Heiligen, Engeln und verstorbenen Angehörigen.
5. Panoramablick über paradiesische Landschaften.
6. Lebensrückblick im Zeitraffer. Das ganze Leben erscheint als fast gleichzeitig betrachtbar.
7. Ungewöhnliche Sinneswahrnehmungen, Farben, Formen, Klänge usw.
8. Verzerrung der Zeitwahrnehmung. Sie scheint wesentlich langsamer zu vergehen.

Viele berichten, daß sie während solcher Erfahrungen das Gefühl hatten, entscheiden zu können, ob sie wieder ins Leben zurückkehren oder den Weg zum Licht weitergehen wollten.

Ein Patient, der während schwerer Herzrhythmusstörungen die Vorstellung hatte, auf einem schmalen Pfad an einem Abgrund in den Tod hinüberzugehen, sah hinter sich seine kleine Tochter und wurde von dieser ins Leben zurückgeführt. Begleitpersonen, Führern zwischen Leben und Tod, begegnet man bei solchen Erfahrungen nicht selten.

Wer aus solchen Erlebnissen zurückkehrt, der geht bereichert und mit neuem Ernst durch das Leben, und niemand kann ihm die Wahrheit, die er dabei erfahren hat, ausreden. Manchmal erhält das Leben erst jetzt seine richtige Bedeutung. Die Erfahrungen werden dann nicht einem Grenzbereich zugeordnet, sondern geben selber die Aussichtsplattform für die Betrachtung des Lebens her. Dennoch versucht die Medizin, diese Erlebnisse auch einer naturwissenschaftlichen Deutung zuzuführen und aufzuzeigen, was im Gehirn bei solchen Zuständen der Entrückung abläuft.

Was geht im Gehirn in Todesnähe und beim Sterben vor?

Das menschliche Gehirn kann selber chemische Stoffe herstellen, die eine ähnliche Wirkung wie Morphium und Rauschgift haben. Dies kann man durch gewollte Meditation und Besinnlichkeit noch verstärken. Auf diese Weise kann es sogar auf dem Sterbelager zu Glückserlebnissen kommen. Diese vom Körper selbst gebildeten morphiumähnlichen Substanzen – Endorphine genannt – können besonders nach längeren Schmerzen wirksam werden. Sie stehen allerdings nicht in beliebiger Menge zur Verfügung. Der Versuch, sich durch eigenen Willen in einen dauerhaften Glücksrausch zu versetzen, muß also genauso kläglich scheitern, wie der Umgang mit äußeren verbotenen Giften. Leiden und Erfüllung sind nun einmal aufeinander abgestimmt, und es ist nicht möglich, nur eines von beiden zu wählen. Nach einem Übermaß an Leiden findet die Seele neue Wege zu Ausgeglichenheit und Frieden. Ja, der Schmerz, der anders als andere Sinneseindrücke Zugang zu allen Hirnregionen hat, kann zu einer sonst ungeahnten Bewußtheit und Aktivierung führen. Wenn wir nur schnurstracks auf das Glück zusteuern wollen, kann es uns gerade dadurch entgleiten. Schwere Süchte haben sich oft dadurch entwickelt, daß man meint, im Leben käme es nur auf das Glücklichsein an. Das Gehirn ist für solch ein Ungleichgewicht aber gar nicht ausgerüstet. Schon im Schmerz selber kann daher Heilung verborgen sein. Körperliche Schmerzen können uns aus seelischen Verirrungen herausholen, und wenn gar geschrien werden muß, dann kann darin schon eine Befreiung liegen, denn die Hirnzentren für den Schrei und für das Glücksgefühl liegen eng beieinander. Der schreiende Säugling signalisiert nicht nur, daß er trinken will, sondern erzeugt auch gleichzeitig ein Gefühl, mit dem er das Warten besser übersteht. Natürlich reichen die »Glückshormone« nicht soweit, daß er ganz auf die Milch verzichten möchte. Wir sollten genauso wie eh und je auf sein Jammern reagieren, aber es klingt von außen oft schlimmer, als es von innen erlebt werden muß. Einen anderen schreien zu hören, kann unangenehmer sein als selber schreien zu müssen. Aus Rücksicht darauf wird Schreien zuerst unterdrückt, auch wenn es für die Seele hilfreich sein könnte. Schreien und Klagen sind in unserer Kultur geradezu tabu. Eine Frau, die an der Seite ihres verstorbenen Mannes Nachtwache halten wollte, wurde dazu von der Leichenhausleitung nicht zugelassen mit der Begründung, es sei dabei schon schon zu »furchtbaren Vorfällen« gekommen. Was war darunter zu verstehen? Nichts weiter, als daß die Frauen in Jammern und Wehklagen ausgebrochen waren, etwas, was in vielen anderen Ländern nicht nur selbstverständlich ist, sondern im Gegenteil sogar zwingend dazu gehört, so daß man bezahlte Frauen zum lauten Wehklagen anstellt. Ich bin nicht unbedingt der Ansicht, daß wir unsere Gewohnheiten ändern müßten und bei jedem Schmerz ihn auch laut kundtun sollten, wie dies zum Beispiel im Vorderen Orient eher Sitte ist. Mir scheint es jedoch wichtig, darauf hinzuweisen, daß wir bei der Beurteilung des Schmerzes manchmal in Tabuisierungen verfallen, die ihn nicht als Teil des Lebens akzeptieren und deshalb radikal ausgemerzt wissen wollen. Man sollte seine Gefühle in diesem Punkt gut kennen und durchschauen, sonst geht es einem wie vielen, welche die Ausrottung des Schmerzes als höchstes Ziel ansehen, bei dem mit Stumpf und Stiel ausgerissen werden muß – wenn es nicht anders geht, auch das Leben des Patienten.

Gegen diejenigen, die Krankheiten durch Beseitigung des Kranken heilen wollen

Es geht nicht darum, den Schmerz als eine besondere Form von Glück zu verkaufen oder so zu tun, als ob wir alle Schmerzvermeidungswünsche fahren lassen könnten nur durch die Einsicht, daß wir ihm doch nicht ganz entgehen können. Wir müssen aber sehen, daß wir bei der Verdrängung des Schmerzes nicht auch die Menschen verdrängen, die ihn erleiden. Wenn wir nicht alle daran arbeiten, uns für die Erfahrungen und Einsichten offenzuhalten, die uns der Schmerz vermitteln kann, dann wird bald kein Einzelner mehr mit ihm überhaupt noch fertigwerden können. Und was gibt es Furchtbareres als den Schmerz, mit dem man allein gelassen wird? Hier ist allerdings noch vieles zu tun, daß dem entgegenarbeiten wird. Es hieße, am falschen Ende etwas ändern zu wollen, wenn man die Menschen, die der Zuneigung, Liebe und Behütung in ihrer Krankheit bedürfen, damit versorgen würde, daß man die Tötung auf Verlangen zum Rechtsgut erheben würde. Wieviele erheben jetzt die Stimme, die ähnlich dem australischen »Ethiker« Peter Singer Tötung auf Verlangen bei Schwerstkranken als einen Akt des Mitleidens und der Humanität deklarieren!

Ich kann es gut verstehen, daß man den Gedanken der Freiheit auch für diejenigen aufrechterhalten möchte, die sich nicht nur nicht mehr selbst füttern, sondern auch nicht Hand an sich selber legen könnten, weil sie vielleicht völlig gelähmt sind. Solch ein Fall stellt jedoch eine absolute Rarität dar, besonders wenn man den Menschen nicht in eine Entscheidungssituation hineindrängt, sondern wenn man ihm mit Zuneigung begegnet und damit dem Todeswunsch und Gedanken wie »Ich falle euch allen doch nur lästig!« gar nicht erst Nahrung gibt. Sollten wir uns nicht lieber mehr um die Kranken kümmern als sie vor die peinliche Alternative von Tod und Leben zu stellen? Ich möchte nicht wissen, wieviele sich gleichsam aus »Höflichkeit« von dieser Welt verabschieden würden, wenn der Gesetzgeber so etwas gleichsam als Staatsakt auch noch vorsehen würde. Wieviele würden nach der Sterbehilfe fragen, nur damit endlich jemand auf ihr Leben aufmerksam würde! Nein. Die gesetzgeberische Zulassung aktiver Sterbehilfe würde mitmenschliche Beziehungen unnötig schwer belasten. Wer könnte noch mit gutem Gewissen krank sein, wenn er weiß, daß er mit einem Sterbehilfegesuch seinen Angehörigen und dem Staat eine Last nehmen könnte? Ein Sterbehilfegesetz, das aktive Sterbehilfe vorsieht, darf nicht sein!

Mit solch einer Entscheidung gehen wir allerdings auch ernste Verpflichtungen ein. Wir sind nun um so mehr aufgerufen, uns um die Kranken zu kümmern! Freiwillige Hilfe in der Altenpflege kann ein Beitrag dazu sein, selber zu lernen und zu sehen, wie wichtig Hilfe ist. Vielleicht baut man dabei auch selber seine Verdrängungen gegenüber Tod und Krankheit ab und sieht, daß es auch im Leiden noch Zufriedenheit geben kann. Wir müssen alles unternehmen, daß Kranke nicht das Gefühl bekommen, sich gleichsam eines Vergehens gegenüber der Gesellschaft schuldig gemacht zu haben. Sie können die Gesellschaft doch so reich beschenken als Vorbild im Ertragen von Enttäuschungen!

Wer Erfahrungen mit dem Schmerz gemacht hat, kann toleranter werden und muß nicht gleich bei jeder Gelegenheit »frustriert« spielen. Es ist nicht richtig, daß ein Leben wegen Schmerzen nicht mehr lebenswert sein könnte. Haben wir schon sämtliche Erfahrungen gemacht, wenn wir noch nicht durch die Schmerzen hindurchgegangen sind? Sicherlich, der Schmerz dringt durch die Hornhaut der Seele hindurch, aber ist dies nicht auch eine Wahrheit, wenn die Seele sich wie ein Luftballon zu sehr aufgebläht hatte? Die Seele ist der Hauch, der auch noch verbleibt, wenn die »Aufgeblasenheit« platzt. Dennoch, wir und die Medizin sollten alles tun, um den Menschen den Schmerz zu nehmen, nicht aber umgekehrt den Schmerz »vom Menschen befreien«. Schließlich ist die Schreckensvision der andauernden unstillbaren Schmerzen weitgehend vermeidbar, im Extremfall können Schmerzmittel sogar in die Hirnkammern gegeben werden. Und was den verbleibenden Schmerz angeht: Wir brauchen eine Gesellschaft, die auch das Unperfekte duldet, was nur gelingen kann, wenn auch der Schmerz zu Worte kommt. Es kann nicht angehen, nur jene Sprache zu fördern, welche als glatte Informationsverarbeitung auftritt. Vergessen wir, daß es das Wort gab, das im Schmerz war und gekreuzigt wurde?

Ich und Leiden

Viel ist auf dieser Erde schon gelitten worden, und nichts übersteigt den Schmerz mehr, als entziffern zu müssen, warum man von ihm getroffen wird. So manch einer hat sich gefragt, warum er gerade von diesem ganz besonderen Schicksal getroffen wurde, das in dieser Einmaligkeit keiner mit ihm teilen muß. Die Frage kann nagender werden als aller damit zusammenhängende Schmerz es je war. Eine Patientin, die als siebenjähriges Kind vom hinten offenen Ackerwagen gefallen war und von daher ein kürzeres Bein behielt, hatte dazu auch noch das Wort ihrer Mutter »Du bist ja zu nichts nütze!« hören müssen. Alle Schwierigkeiten ihres Lebens verknoteten sich nun in diesem einen Unfall und diesem einen Satz. Schwierigkeiten, die sie wie jeder andere auch in seinem Leben durchmachen mußte, deutete sie immer wieder aus diesem einen Ereignis heraus, dessen Folge nie ganz zu beseitigen war. So hatte auch ihre Seele eine Narbe bekommen. Natürlich ist es schwer, nun eine allgemeine Antwort auf ihre Frage nach dem Grund für ihr besonderes Schicksal zu finden. Ich will auch nicht so weit gehen und sagen, daß Individualität eben nur in einem Webfehler bestehen könnte und man froh sein müsse, überhaupt individuell zu sein, denn man kann sich sicherlich jeweils angenehmere Formen von Individualität vorstellen. Die Antwort kann zunächst nur den allgemeinen Sinn von Leiden betreffen, ohne daß man das ganz persönliche Schicksal dabei schon zur Sprache gebracht hätte. Hier muß jeder selber seinen Schmerz in Worte fassen, und das ist selbst ein schmerzhafter Vorgang.

Auf vielfältige Weise können Krankheit und Sterben den eigenen Stolz hierbei in der Tiefe verletzen. Warum bekommt gerade der Sänger wunderschöner Arien einen Kehlkopfkrebs? Warum muß der Kameramann sein Augenlicht verlieren? Warum entwickelt sich bei dem Chirurgen oder bei der Hausfrau, die ihren Lebensabend dem Hobby Stricken widmen wollte, ein Gelenkrheuma der Fingergelenke, und warum beim Wanderclubmitglied ein Kniegelenksleiden? Warum muß die Journalistin einen Schreibkrampf bekommen und der Dichter wahnsinnig werden? Früher hätte man nicht gezögert, in Krankheit eine Strafe und im Sterben der Sünde Sold zu sehen, heute sind viele nicht mehr dieser Ansicht. Damit ist Krankheit sinnlos geworden, und der Ruf nach Sterbehilfe im Krankheitsfall wird logischerweise immer lauter. Denn was soll Leiden noch, wenn es zum Zufall der Natur oder gar technischer Mißgeschicke geworden ist, deren Sinn man höchstens in Form eines Schmerzensgeldes einsehen könnte! Vielleicht wäre es auch nur konsequent, wenn grundsätzlich jeder Kranke von der Gesellschaft einen Schadensersatz bekäme, z.B. weil ihm Disco-Besuche, ein Mallorca-Urlaub, neue Bekanntschaften und Unternehmungen entgangen sind.

Da dies aber nicht bezahlbar, kurz, das Paradies noch nicht Wirklichkeit geworden ist, muß man die Entschuldung von Krankheit, die These, Krankheit habe nichts mit ausgleichender Gerechtigkeit in der Seelengeschichte eines Menschen zu tun, zunächst als eine bloße Versinnlosung von Krankheit ansehen. In der Tat ist mit der These, Geisteskrankheit habe nichts mit Schuld gegenüber Gott zu tun, ein großer gesellschaftlicher Fortschritt bei der Befreiung und Gleichstellung der Kranken erreicht worden, der nicht wieder verloren werden darf.

Man sollte sich aber nun nicht beruhigt im Sessel zurücklehnen und meinen, mit der These, der Wahnsinn sei keine Angelegenheit der Beziehung des Menschen zu Gott, wären auch schon alle Diskriminierungen der Schizophrenen verhindert. Dies ist ganz und gar nicht der Fall, denn die großangelegte Vernichtung der Geisteskranken im Dritten Reich bewegte sich zwar im Horizont der Annahme, daß Geisteskrankheit und Gottesbeziehung nichts miteinander zu tun haben. Man hat dem Menschen also die Perspektive genommen, an seiner Beziehung zu Gott zu arbeiten, um seine Seele gesund werden zu lassen: »Sprich nur ein Wort, und meine Seele wird wieder gesund« – wer glaubt noch an diesen Ausweg, wenn die Psychiatrie ihn abschneiden zu müssen glaubt, damit keine Diskriminierungen stattfinden? Kein Gebet mehr um Vergebung, weil das Schuldeingeständnis zur Verfolgung durch die Mitmenschen statt zur befreienden Wohltat für die Seele werden kann?

Hier ist doch wohl etwas fehlgelaufen. Wir haben die Rede von Sünde und Schuld abgeschafft, um Ausschließungsreaktionen der Gesellschaft zu vermeiden, haben damit aber vielen die Einsicht in die Verhinderung oder Milderung seelischer Störungen versperrt. Hier liegt wohl ein falscher Umgang mit dem Begriff von Schuld gegenüber Gott zugrunde. Statt daß wir in einem allgemeinen Schuldbekenntnis uns solidarisch erweisen untereinander in unserem Verhältnis zu Gott, schaffen wir den Schuldbegriff ab, um seinen Mißbrauch zu vermeiden. Geht das nicht zu weit? Christus hatte vor dem Mißbrauch des Schuldbegriffes zur Hervorhebung eigener Makellosigkeit und zur Minderwertung anderer gewarnt. Sind wir jedoch auf dem richtigen Weg, wenn wir alle Menschen als makellos darstellen, um Unterscheidungen vorzubeugen? Ist eine unterscheidungslose Annahme von Schuld für alle Menschen nicht der bessere Weg, da sie die grenzenlose Überheblichkeit des Menschen gegenüber Gott eher zu verhindern hilft?

Eine Rücknahme dieser Überheblichkeit ist aber Voraussetzung für eine dauerhafte Verankerung der Toleranz, von Toleranz, die als Ertragen immer des Beispiels des leidenden Gottes bedarf, nicht aber durch Weginterpretation von Reibeflächen allein gesichert werden kann. Ohne diese Rücknahme wird die Versinnlosung des Leidens für die Schwerstkranken nur die Sterbehilfe als Verhaltensangebot übrig haben, der Selbstbestimmungsrausch des Menschen für die Leidenden nur das Nichts reservieren. Die Verharrung im Ich wird alles, was kaum noch Ich-Kräfte hat, nicht der liebenden Fürsorge, sondern dem Nihilismus überantworten, der aus seiner Ich-Sucht nicht herauszufinden weiß und beim Warten auf Gott den Leidenden an seiner Seite übersieht. Wer diese Weltsicht einnimmt, in der Schuld gegenüber Gott weggeredet statt eingestanden wird, der wird kaum Möglichkeiten finden, aus dem gehässigen Netz weltlicher Schuldzuweisungen herauszufinden, das diejenigen, welche die Welt als sündelos deklarieren, dann doch für ihn aufgespannt haben. In der Hoffnung, von seinen seelischen Leiden befreit zu werden, wendet er sich an den weltlichen Seelsorger, den Psychoanalytiker, der sogleich damit beginnt, die Schuld in der Lebensgeschichte bei den Eltern des Kranken aufzuspüren – wer würde auch dafür bezahlen wollen, selber als der Schuldige bezeichnet zu werden? Schuldzuweisungen sollten im Grunde auch an niemanden als an einen selber erfolgen, diese Möglichkeit aber sollte man nicht mit der vorschnellen Wegdefinition von Schuld vernichten, man behandelt Krankheiten schließlich auch nicht dadurch, daß man sagt, daß es sie nicht gäbe. Zwar haben Schuldzuweisungen an die Eltern Tradition, auch mit den Stammeseltern Adam und Eva hat man es so gemacht. Dies sollte jedoch nicht zur eigenen Freisprechung von Schuld dienen, sondern einen im Gegenteil für die Einsicht in sie empfänglich machen. Die Wegdefinition von Krankheit hat noch kein Heilmittel überflüssig gemacht, Christus ist durch Tabuisierung der Vokabel »Sünde« noch nicht arbeitslos geworden. Im Gegenteil, wer seine eigene Schuld nicht einzugestehen bereit ist, der verstrickt sich in die Gefühle der Rache wegen verlorener Zeit, wegen verpfuschten Lebens und vertut damit den Rest an Zeit, der ihm noch verbleibt. Statt in der Befreiung von der Rache den Beginn der Zeitlosigkeit zu üben, vergrübelt man die Stunden damit, wie das Leben hätte verlaufen können, wenn, wenn, wenn ... Die Medizin weiß von den zahlreichen Selbstbestrafungsmechnismen, welche das Unbewußte für einen aushecken kann, während man in der Helle des Ich-Bewußtseins glaubt, alles bestens für sein Leben zu regeln.

Als Beispiel gilt mir der Fall einer Journalistin, die wegen eines Schreibkrampfes ihren Beruf kaum noch ausüben konnte und die in ihren Träumen davon geplagt wurde, daß sie Hand an ihr Ungeborenes gelegt hatte. Solche Fälle sind nicht geeignet, vorwurfsvoll zu deklamieren, daß das Verschuldungsprinzip universell sei und nun möglichst schnell viele ein schlechtes Gewissen entwickeln sollten, denn auch der Traum von einer schuldfreien Welt hat sein Recht und ist manchmal für die Seele bitter nötig. Die völlige Wegdeutung von Schuld, die man nicht andern vorwerfen, sondern höchstens sich selber vor Gott, vor Gott dem Vergebenden eingestehen kann, würde einen durchgreifenden Heilungsprozeß verhindern. Erst im Eingestehen von Schuld aber wird man jedoch zu einem Ich, das sich selber für zurechnungsfähig hält und das man immer nur spielt, wenn man auf seiner Unabhängigkeit von Gott beharrt, beharrt vielleicht bis in die letzte Verhärtung, in der man das Leiden nicht als Befreiung vom falschen Ich verstehen kann und ihm deshalb selber oder in der aktiven Sterbehilfe den Stempel aufdrücken möchte, dessen geheime Inschrift es in solch einem Fall schon immer trug, nämlich daß es *nichts* mit ihm war.

Tod und Liebe

Der Tod erweitert die Seele über die Begrenzung des Lebens, die sich im Ich verhärtet hat, das im Aussprechen des Schuldbekenntnisses erst zum wahren Ich erwächst. Das Spiel mit falschen Identitäten ist nun aus und die Selbstanmaßung des Ichs kann der Erfahrung der Größe der Seele weichen, die sich im Leiden entfaltet. Das Geheimnis der drei göttlichen Personen findet seine Entsprechung in der liebenden Einheit, die sich ereignet, wenn der Pflegende dem Leprösen oder dem Aids-Kranken den Bruderkuß gibt. Dann zeigt sich eine Wesenseinheit, die nicht von den anatomischen Grenzen eines Körpers definiert wird, der in Krankheit und Sterben zerfällt, aber Zeichen bleibt einer Seele, die im Erleiden eigener und anderer Unzulänglichkeiten ihre Grenzenlosigkeit beweist. Die Seele als etwas zwischen den Menschen Aufgespanntes und nicht im Einzelkörper Versenktes erhält sich im Zerfall, wenn die Kräftigbleibenden die Abrutschenden halten. Wie sagte eine Frau über ihren Vater, den im Altersabbau alle geistigen und körperlichen Kräfte verlassen hatten? »Ich hatte ihn noch nie so lieb wie jetzt!« Keine biologische Definition kann heranreichen an das, was in diesem Satz an Verständnis von Personalität zum Ausdruck kommt.

Der Tod als der Grenzenlose liefert die Lehrstunde, um zu erfahren, was unser wahres Ich denn sei. Dieses Ich mußten wir in unserem Arbeitsleben und Lebenskampf oft unterdrücken, es wird erst unter Schmerzen wiedergeboren, aber es wäre schlimm, wenn wir im Alltag nicht von ihm wüßten. Wie sagte eine Frau zu ihrem Mann? »Jetzt haben wir alles erlebt, als einzige Steigerung bleibt, daß wir zusammen sterben.«

6. Der Tod und die Medizin (Die Infragestellung menschlicher Personalität)

Der Mensch wurde aus dem Paradies vertrieben, damit er sich nicht anschicke, nach dem Genuß der Erkenntnisfrucht auch vom Baum des Lebens zu essen. Gerade dies aber will der Mensch weiterhin, und zwar ohne an dem todbringenden Engel vorübergehen zu müssen.

Das Motto einer Buchreihe des Suhrkamp-Verlages, in dem die Hoffnung geäußert wird, daß man vielleicht auch hintenherum ins Paradies gelangen könne, darf als das Projekt der Moderne gelten, welche dem Tod auf verschiedenste Weise beikommen möchte.

Nicht der Logos, der gekreuzigt wurde, leitet dieses Bemühen, sondern eine Form der Vernunft, deren Selbstbegründung bisher nicht gelungen ist und die als erklärter Gegner des Todes unsere Herzen nicht erfüllen konnte, da in ihnen schon der Tod wurzelt.

Die Erkenntnis, welche wir aus dem Paradies mitgenommen haben, nutzen wir nicht, unsere Sterblichkeit besser zu verstehen, sondern, um vielleicht doch »hintenherum« wieder hineinzugelangen. Diese krumme Tour soll mit Hilfe von Biowissenschaften, der Gentechnologie, Geriatrie, Hirnforschung usw. gelingen. Biologische Unsterblichkeit ist nicht nur im Rahmen der Kältekonservierung von Leichnamen zu einem ernsthaften Forschungsthema geworden. Dies weckt Hoffnungen, die der modernen Strategie der Erstickung eines jeglichen »memento mori!« zuwiderlaufen. Das Programm der Verdrängung ist gefährdet. Die Hoffnung auf ein längeres Leben hat den Tod thematisiert, hat ihn zur Tür hereingelassen. Der Blick auf die Intensivstationen, welche z.T. mit bedeutsamem Erfolg der Erhöhung der Lebenserwartung dienen, hat den Tod gezeigt. Wir können unseren Unmut über die Medizin daher nicht verbergen und rufen nach Abschaffung der technischen Geräte, die uns bei allem Erfolg auf ihren Skalen anzeigen, daß immer noch trotz allem gestorben wird.

Wir, liebe Leser, die wir alle vom Tod betroffen sind, die wir alle höchstens durch die Zeit von einer »infausten Prognose« – so sprechen die Ärzte vom nahen Tod – entfernt sind (offenbar ist die gegenwärtige Prognose dann nicht weitsichtig genug), wir haben nur zwei Möglichkeiten. Entweder wir versuchen es mit besseren Geräten oder mit noch besserer Verdrängung. Wie wäre es zunächst mit den Geräten? Wie wäre es, wenn wir uns selber in eines umwandeln würden?

Alles aus ethischen Gründen

Die Fortschritte der Medizin im Kampf gegen den Tod waren auch in den letzten Jahrzehnten gewaltig. Die Ersetzung erkrankter Herzen durch gesunde von frisch Verstorbenen stellt weniger hinsichtlich der Zahl der Geretteten als vielmehr als Zeichen der prinzipiellen Siegesfähigkeit eine besondere Phase der Entwicklung dar.

Mit der Organtransplantation wurde nicht nur das Herz der Poesie entmythologisiert, sondern auch unsere Vorstellung von der Leiblichkeit des Menschen grundlegend revolutioniert, ohne daß es irgendeinen Widerstand dagegen gegeben hätte. Der Mensch hat dem Tod etwas von seiner Vernichtungskraft abgerungen, hat dabei aber auch von seiner körperlichen Konkretion hergeben müssen. Die menschliche Person ist nicht mehr mit dem ganzen Körper verbunden, sondern nur noch mit ihrem Gehirn. Man hat dem Tod ein kleines Stück Land abgekauft und dafür seinen sichtbaren Leib hergegeben. Tod ist nicht mehr Tod der Person, welche einen vollständigen Leib zum Ausdruck ihrer selbst hatte, sondern das Aufhören der Hirnfunktion. Tod ist nicht mehr etwas, das mit Sterben zu tun hätte, sondern ist zum Hirntod geworden, der im Schädel stattfindet, der keinesfalls der Ort der Innerlichkeit ist. Die Innerlichkeit ist bereits mit der Herzentnahme ortlos geworden. Für eine innige Auseinandersetzung mit dem Tod gibt es keinen Platz mehr. Angehörige, welche dem Sterbenden die Hand halten und dabei unversehens seinen Puls spüren, können eines besseren belehrt werden, wenn das abgeleitete EEG eine Nullkurve zeigt: Der Sterbende ist schon tot, auch wenn sein Herz noch schlagen mag.

Nun hat diese Entwicklung gute Gründe für sich. Das noch schlagende Herz kann einem Bedürftigen implantiert werden. Der Tod, und darauf zielt doch unsere Ethik, kann besiegt werden. Von all unseren ethischen Prinzipien einschließlich dem der Nächstenliebe kann dies abgedeckt werden. Es soll von uns also noch keine Kritik an dieser Entwicklung geäußert werden. Nur, sehen wir, wie der Tod unser Leben verwandelt, wenn wir ihm Leben abringen?

Embryonalgespenster

Das neue Verständnis des Todes als Hirntod hat uns zu Gespenstern gemacht, die dort, wo man früher den Geist vermutete, nämlich hinter der Stirn, über ihre einzige körperliche Wirklichkeit verfügen. Wir haben dem Tod Leben abgerungen, indem wir 97% unseres Körpers im voraus seiner Schattenwelt vermacht haben. Aber nicht nur dies. Der Tod scheint sich auch auf andere Weise für das ihm abgerungene Land zu entschädigen. Der Tod als Hirntod hat nicht nur Konzeptionen wachrufen lassen, welche die Erfolge der Transplantationsmedizin ermöglichen, sondern auch solche, welche die Massenvernichtung menschlichen Lebens vorsehen möchten.

Zahlreiche positivistische Philosophen (z.B. Hans-Martin Sass) sehen in menschlichen Embryonen, die ihr Gehirn noch nicht ausgebildet haben, aufgrund der Analogie zum Hirntod kein schützenswertes Leben. Da die Entwicklung des Gehirns erst am 30. Tag nach der Befruchtung beginnt, stünden die Embryonen für in einer noch späteren Entwicklungsphase einsetzende Forschung zur Verfügung als dies z.B. bei den Kriterien der Einnistung oder Zwillingsbildungspotenz der Fall ist. Der Hirntod als scharfes Trennkriterium zwischen Tod und Leben gestattet es nun auch, Embryonen unter das Mikrotom der Forschung zu legen, die bisher dafür nicht vorgesehen waren. Embryonen ohne Gehirn verfügen schließlich nicht über das, was beim

Menschen nach Einführung des Hirntodes als einziges noch real ist: das Gehirn. Sie sind Embryonal-Gespenster, deren man sich entledigen darf.

Als wir Herrn Sass persönlich auf die Unmöglichkeit ansprachen, das menschliche Leben mit der Potenz voll entwickelter Personalität gleichzusetzen mit einem, das diese unwiederbringlich hinter sich hat, da kam die Grenzenlosigkeit des Positivismus zu ihrem deutlichsten Ausdruck. Man könne, so meinte er, dann ja auch die Millionen »abgeschlagener Samenfäden« als schützenswert deklarieren. Es ist deutlich, daß dem Positivismus ein Kriterium für menschliche Personalität abgeht.

Die ethisch-rechtliche Parallelisierung von Hirntod bei Erwachsenen auf der einen und fehlendem Gehirn bei vollkommen potenter Personalität menschlicher Embryonen auf der anderen Seite hat nicht genügend Aufsehen erregt. Daß nur die Zeit einen noch hirnlosen Embryo von einem Erwachsenen unterscheidet, erscheint vielen als nicht bedeutsam, denn an was klammert man sich lieber als an die Zeit? Was heißt es schon, daß ein Embryo in zwanzig Jahren Abitur machen könnte, in zwanzig Jahren könnte ich tot sein – die Gegenwart ist wichtiger! Über die Zeit wollen wir nicht nachdenken, sie bringt uns den Tod näher. Den bringen wir lieber anderen: den Embryonen, die aus Zeitgründen noch keine Personen sind.

Großhirnlose Säuglinge

Anders reagiert man, wenn ein Säugling geboren wird, dem Teile des Gehirns fehlen (Anenzephalus). Da ist der wirkliche Mensch offenkundiger, da engagiert man sich mehr. Das Engagement ist begrüßenswert, aber warum wird es Monate früher nicht auch schon gezeigt? Ist das Getreide nicht zu schützen, nur weil es potentielles und nicht aktuelles Brot ist?

Die Benutzung von Säuglingen mit fehlendem Gehirn zur Befriedigung des Transplantatinteresses hat in der Tat öffentliche Emotionen erweckt, obwohl auch hier lediglich mit den Hirntodkriterien gearbeitet wurde, allerdings, und das muß man hier betonen, sehr schluderig, denn ein Anenzephalus ist gar nicht hirnlos. Das Wort suggeriert dies zwar (Encephalon = Gehirn, Anenzephalus = der Gehirnlose), ist aber völlig irreführend. Die Säuglinge, welche als Anenzephali bezeichnet werden, verfügen in aller Regel noch über Gehirn. Ihnen fehlt im allgemeinen nicht das Gehirn, sondern das Großhirn (Telenzephalon). Das Stammhirn ist zumeist weitgehend ausgebildet. Ein derartiges Neugeborenes wäre danach nicht als Anenzephalus, sondern als Atelenzephalus zu bezeichnen. Die bisher unscharfe Terminologie spiegelt die historische Gleichgültigkeit gegenüber diesen Wesen indes sehr klar und scharf wider. Läßt man sich nicht von dem nachlässigen Wortgebrauch verführen, sondern schaut auf die Sache, welche eines neuen, nämlich des von uns vorgeschlagenen Namens »Atelenzephalus« bedarf, dann ist eine Parallelisierung zwischen Hirntoten und Anenzephalus (welcher ein Atelenzephalus ist) gar nicht möglich.

Der Atelenzephalus (traditionell Anenzephalus genannt) kann zur Explantation seiner Organe gar nicht freigegeben werden, da ein Teilhirn funktionierend vorliegt. Der angelegte Hirnstamm kann durchaus Funktionen des Saugens und Schluckens vollführen. Auch die Atmung und Laute des Wohlbehagens haben hier ihr Steuerzentrum. Auch beim gesunden Säugling sind es diese Hirnregionen, von denen aus solche Funktionen gesteuert werden.

Über fehlende Potentialität des Atelenzephalus, der zumeist nur wenige Wochen lebt, zu sprechen, wäre nicht angemessen, denn es handelt sich schließlich um ein Leben in actu.

Ein Atelenzephalus ist, um es deutlich zu sagen, ein menschliches Lebewesen, das, solange sein angelegter Hirnstamm Funktionen ausübt, weit davon entfernt ist, die Hirntodkriterien zu erfüllen. Würden wir bei solch einem Wesen zu Transplantationszwecken – wie bereits mehrfach geschehen – Organe entnehmen, dann könnte dies nicht durch die Hirntodkriterien legitimiert werden, sondern bedürfte anderer Begründungen. Derartige Begründungen sind öffentlich geäußert worden und zeigen, daß nicht der Hirntod leitendes Prinzip unserer ethischen Entscheidungen ist, sondern daß offenbar Motive wirksam sind, die nur mit Mühe noch von den Hirntodkriterien im Zaum gehalten werden können. Wir glauben, daß mit der Anbindung der menschlichen Person nicht mehr an den Leib, sondern an das Gehirn ein Prozeß in Bewegung gesetzt wurde, der aus innerer Notwendigkeit heraus weiter fortschreiten wird. Die ethische Grenze wird in kleinen Schritten übertreten (mit einem Pferdefuß macht man keine großen). Um es anders auszudrücken: Gleich einer großen Amöbe, die hier und dort ihre Pseudopodien prüfend vorstreckt und nötigenfalls wieder zurückzieht, sich aber durch Parallelbewegungen im Fortschreiten doch zumeist genügend absichert, kann die Legitimation plötzlich Bereiche erfassen, die man zuvor als unüberbrückbar fernliegend angesehen hätte. Das zweifellos auf fehlende Fachkenntnis der an der Explantation des Atelenzephalus beteiligten Anaesthesisten, Chirurgen und Gynäkologen zurückzuführende Geschehen wird nun, nachdem man die Unstimmigkeit gegenüber den Hirntodkriterien eingesehen hat, nicht einfach verurteilt, sondern mit neuen Argumenten zu rechtfertigen gesucht. Es wird darauf hingewiesen, daß die Atelenzephali, die zumeist nach einigen Wochen sterben, schließlich nicht lebensfähig seien. Dementsprechend wird argumentiert, daß die Hirntodkriterien durch jene der Lebensfähigkeit ersetzt werden sollten.

Zu weit gegangen

Hier spätestens müssen wir alle Alarmglocken schrillen lassen. Hier ist man zu weit gegangen, und wenn dieser Schleppfußschritt nicht rückgängig gemacht wird, dann kann man nur sagen, er sei ein tolles Lehrstück dafür, daß man den Teufel nicht erst dann erkennen kann, wenn er sein wahres Gesicht zeigt, sondern schon dann, wenn er die Politik der kleinen Grenzüberschreitungen betreibt. Wenn wir wirklich zu dem Begriff der Lebensfähigkeit übergehen wollen als Kriterium für die Legitimation von Organentnahmen, dann haben wir einen Begriff gewählt, der jeder prinzipiellen Grenzziehungsmöglichkeit entbehrt. Wer ist nicht lebensfähig? Ist es nur der großhirnlose Säugling, der sich beim Trinken verschluckt und dann an einer Lungenentzündung stirbt, oder ist es nicht auch schon der Säugling, welchem die Zuwendung der Mutter entzogen wurde?

Ich gebe zu, der letzte Fall klingt konstruiert, obgleich er durch den

Begriff der Lebensfähigkeit unter Benutzung kleiner Schritte gedeckt werden könnte. Aber wie ist es mit jemandem, dessen Dickdarm sich zersetzt? Der ist doch auch nicht lebensfähig. Könnte man dem auch die Nieren entnehmen, damit sie einem Nierenkranken helfen? Der Begriff der Lebensfähigkeit würde dem keine prinzipiellen Schranken entgegensetzen können. Es ergäbe sich dann allerdings die Frage, ob man dem Nierenkranken die Nieren des Dickdarmpatienten überträgt oder ob der Dickdarmpatient den Dickdarm des Nierenkranken bekommt. Tot wären sie schließlich beide jeweils erst nach der Explantation, wiewohl sie beide nicht lebensfähig aus sich – wie der Atelenzephalus – waren. Dann allerdings wäre der Chirurg das unersetzliche Gebiß im Homo-homini-lupus-Spiel, der Kannibalismus fände unter Umgehung des Verdauungsapparates statt.

Wir können nur eines sagen: Sollten die Hirntodkriterien durch weniger strenge ersetzt werden, so sind Tür und Tor geöffnet für etwas, bei dem wir selber die Rolle des Zerberus übernehmen.

Ethische Bewährungsprobe

Der Begriff der Lebensfähigkeit ist nur schwer gegen Lebenswertheit abzugrenzen und es gibt genügend Versuche, am Gehirn selbst einzukreisen, was denn für die Lebensfähigkeit an Nervensubstanz bedeutsam ist und was nicht. Läßt man sich aber auf diese Argumentationsschiene ein und beharrt nicht darauf, daß nach der Reduktion des menschlichen Leibes auf das Gehirn nicht noch weiter reduziert wird, dann besteht die Gefahr, daß im Umkehrschluß vom Präzedenzfall des Atelenzephalus her gefolgert wird, man könne auch beim Erwachsenen bereits bei unvollständigem Hirnausfall mit der Explantation von Leber, Nieren, Herz, Hornhaut und Lunge beginnen.

Einige Ärzte, die dem Fachbereich der Neurowissenschaften fernstehen, sind auf das Wort Anenzephalus hereingefallen, weil diesen Wesen gegenüber immer schon eine geringe Einsatzbereitschaft bestanden hat. Der Laie wird es nachvollziehen können, daß ein hochangesehener katholischer Mediziner angesichts dieser Wesen – gleichsam in einer Art Affekt – nur von einem hochdifferenzierten Tumor sprechen wollte. Wer das Äußere eines Atelenzephalus betrachtet, ist in seinen ethischen Kapazitäten in der Tat einer höchsten Belastungsprobe ausgesetzt. Der fehlende Hirnschädel läßt den Kopf abgeplattet erscheinen, derart, daß die Augen das höchste Niveau des Schädels froschgleich überragen, ein Anblick, der jeden an der Idee der Ebenbildlichkeit des Mensches mit Gott verzweifeln lassen könnte. Aber gerade hier haben wir unsere ethische Bewährungsprobe zu bestehen. Deutlich wie nirgendwo sehen wir hier, daß der Mensch nicht von sich aus das göttliche Antlitz hat, sondern, daß wir zu ergänzen aufgerufen sind.

In der Tat, es gibt kaum einen Fall, in welchem wir größerer seelischer Überwindung bedürfen, denn unsere spontane Emotionalität fühlt sich vom Froschgesicht des Atelenzephalus abgestoßen. Wir müssen jedoch bedenken, daß es um die Einhaltung der minimalen Kategorien des Hirntodes geht, wenn wir als ethische Wesen bestehen wollen und nicht noch mehr Häßlichkeit auf uns ziehen wollen, als sie eine atelenzephale Mißgestalt je ausdrücken kann. Es kommt darauf an, daß die medizinischen Fehlentscheidungen, die im Zusammenhang mit atelenzephalen Neugeborenen getroffen wurden, nicht noch Fehlentscheidungen in unserer ethischen Urteilsbildung nach sich ziehen, so wie die Amöbe ein Pseudopodion dem anderen. Allzu schnell kann sonst auch ein Leviathan sich diese Bewegungsart aneignen.

Der Teilhirntod

Bemühungen, das Hirntodkriterium aufzuweichen, gibt es in der Tat nicht wenige und nicht nur im Kontext der Atelenzephalus-Problematik. Es gibt sogar medizinische Argumente dafür, und es hat keinen Zweck, diese zu verschweigen, da die Öffentlichkeit früher oder später doch damit konfrontiert werden wird. Dann aber kommt alles darauf an, daß sie sich noch ein ethisches Urteil bewahrt hat, das sich nicht vom Objektiven abhängig macht, welches stets mannigfaltig und daher ohne eindeutig vorgegebene Grenzen ist.

Bisher schließt der Begriff Hirntod den Tod des gesamten Gehirns ein, also Großhirn, Kleinhirn und Stammhirn (mit den Abschnitten Zwischenhirn, Mittelhirn, Brücke und verlängertes Rückenmark). Das Rückenmark, welches für die Reflexe des Körpers verantwortlich ist, darf durchaus noch aktiv sein, wenn von einem Hirntod gesprochen wird und damit die inneren Organe entnommen werden dürfen. Die Diskussion des 19. Jahrhunderts über die Existenz einer Rückenmarksseele stand unter dem Eindruck der Experimente, bei denen enthirnte Tiere sich noch fortbewegen konnten, und wird heute nicht mehr geführt. Nun muß man jedoch bedenken, daß die Funktionen des Gehirns nicht nur Sprache und Bewußtsein betreffen, sondern es auch Reflexe ablaufen läßt, die denen des Rückenmarks sehr ähnlich sind, nur daß sie nicht an der Kniesehne, sondern im Gesicht, wie z.B. das Blinzeln, geschehen. Was spricht nun dagegen, daß bei einem für tot Erklärten, bei dem nach Vereinbarung noch ein Kniesehnenreflex auslösbar sein darf, auch noch ein Augenschutzreflex nachweisbar ist? Von der Logik der Physiologie her, und dieser hat man sich in der Todesdiskussion schließlich anvertraut, nicht sehr viel. Folgt man dieser Logik, dann dürften die Reflexzentren des Gehirns noch aktiv sein, wenn der Tod der Person – nun als Teilhirntod – erklärt wird. Viele ethische Argumente sprechen dafür. Auf der Dialyse-Station brauchte nicht mehr solange auf die Nieren gewartet werden, und das Kind mit dem Leberkrebs könnte noch gerade rechtzeitig eine frische Leber bekommen. Aber was, wenn die Leber nicht rechtzeitig kommt und das Kind in Bewußtlosigkeit fällt? Dann könnte ihm das Herz entnommen werden, auch wenn noch das Auge reflektorisch blinzelt. Vielleicht ist man dann beim nächsten Empfänger rechtzeitig zur Stelle.

Die Logik des Teilhirntodes wird nicht nur durch die Atelenzephalus-Fälle nahegelegt. Sie wird auch durch die zunehmende Vernachlässigung unserer Konzeptionen von Personalität gefördert. Die Neurophysiologie betrachtet in ihrem Forschungsansatz die Vorgänge im Gehirn nicht prinzipiell anders als jene im Rückenmark. Sie ist in der Lage, mit ihren kybernetischen Netzwerkmodellen Neuronenkreise wachsender Komplexität zu analysieren, als mehr und mehr verschachtelte Reflexe sozusagen. Für die Hirntodkriterien besagt dies, daß, wenn nicht die anatomische Definition von Gehirn, sondern eine neurophysiologische Konzeption zugrundegelegt wird, eine Verwischung der Kriterien eintreten muß. Der Rückgriff auf die Neurophysiologie kann dabei nicht einfach als willkürlich gebrandmarkt werden, sondern besitzt in der Tat gute Gründe. Schließlich wurde das Gehirn als Maß des Todes der Person gewählt, weil es wirkende Personalität durch die neurophysiologisch beschreibbaren Funktionen ermöglicht, nicht aber, weil es eine besonders hübsche makroskopisch-anatomische Konfiguration aufweist, die es mit Blumenkohlkopf und Walnußkern übrigens gemeinsam hat. Die neurophysiologische Betrachtungsweise löst aber nicht nur die Grenze zwischen Gehirn und Rückenmark durch den Aufweis durchgehender neurokybernetischer Regelkreise auf, sondern kennzeichnet die Beziehung zwischen Hirn- und Personalfunktionen als eine Beziehung, bei der nur einige Teile des Gehirns und nicht dieses als gesamtes beteiligt ist.

Klarer Personenbegriff gefordert

Die Zuordnung der Person zum gesamten Leib wurde mit neurophysiologischen Argumenten aufgehoben, die Zuordnung zum gesamten Gehirn kann ebenfalls mit neurophysiologischen Argumenten zunichte gemacht werden. Wenn man sich auf diese Argumentationsschiene, welche eine innere Konsequenz besitzt, jedoch einläßt, dann wird man unvermittelt in eine kaum noch steuerbare Fahrt geraten, es sei denn, man verfügte über klare Begriffe darüber, was man unter Person versteht.

Dies scheint nach den Erfahrungen mit der Diskussion um den Atelenzephalus jedoch nicht der Fall zu sein. Die Aktivierung des Begriffes der Lebensfähigkeit kann im Verein mit einer neurokybernetischen Denkweise Personalitätskonzepte nach sich ziehen, die wir, die wir von den informationstheoretischen Weltdeutungen umgeben sind, dann kaum noch zu kritisieren in der Lage sein könnten.

Ich halte das Hirntodkriterium für problematisch, da es eine Reduktion der körperlichen Präsenz des Menschen mit sich bringt. Ich glaube jedoch, daß es nicht rückgängig gemacht werden muß in dem Sinne, daß wir die Leiblichkeit zelebrieren (wie das z.B. die Phänomenologie des Leibes bei Merleau-Ponty tut). *Schon Christus hat seinen Leib hingegeben, und es gibt gute ethische Gründe, daß wir ihm, der Hände, Füße und Brust den Nägeln und Lanzen öffnete, darin in unserem Rahmen folgen und unsere Organe in Nächstenliebe zur Transplantation nach unserem Tod zur Verfügung stellen.* Ich glaube jedoch nicht, daß wir zu Teilhirntodkriterien übergehen dürften, nur weil die Abgrenzung von Gehirn und Leib nicht strengen Kriterien standhält oder weil die Zuordnung von Gehirn und Person nicht das gesamte Gehirn umschließt. Der Schritt zum Hirntodkriterium war bereits ein ethischer Schritt, welche der Ethik den Primat gab und auf weltanschauliche Empfindlichkeiten oder auch Genauigkeiten wenig Rücksicht nahm. Dies darf uns jedoch nicht dazu veranlassen, wegen der Unschärfe, welche im Begriff des Hirntodes aufgrund der komplexen und weitgehend ungeklärten Hirn-Seele- bzw. Hirn-Person-Beziehung liegt, uns weiter völlig den Vorgaben der Neurophysiologie zu überlassen, welche bei der Angabe des relevanten Teilhirnes keine grundsätzlichen Grenzen wird aufzeigen können, sondern uns stattdessen nur in einen Prozeß der Minimierung der für die Personalität relevanten Hirnpartien führen wird. Die Hirnforschung steht unter den Paradigmen der Kognitions- und Informationswissenschaft und sieht die Person in erster Linie im Kontext ihrer kognitiven Leistungen. Welche Regelkreise sind für die Personalität unentbehrlich, wenn der Leib bereits entbehrlich geworden ist und ein isoliertes Gehirn in der Nährflüssigkeit als schützenswerte Person anzusehen ist? Die Regelung von Wasserhaushalt, Darmtätigkeit und Blutdruck sind dann schließlich überflüssig, wenn das Gehirn in vitro lebendig ernährt wird. Die entsprechenden Regulationszentren des Gehirns könnten dann ebenfalls wegfallen. Denn in der Logik des Hirntodkriteriums ist die Person an das Gehirn und nicht an dessen Interaktion mit Leib und Umwelt gebunden.

Wir meinen, daß die eine Aufspaltung des Menschen in Gehirn und Leib schon genug war. Bei weiteren wird es uns wie dem Besenspalter gehen, der immer weiter zauberlehrlingshaft neue Ungeheuer produziert.

Bewußtseinsbegriff wird überflüssig

Die Vereinigung der Kriterien von Lebensfähigkeit und Teilhirntod wird im gegenwärtigen Denkhorizont der Neuroinformatik sonst dazu führen, nur das kognitive und informationstheoretisch leistungsfähige Gehirn als mit einer schützenswerten Personalität behaftet anzusehen. Mit dem Begriff der Person und dem des Bewußtseins wissen die Wissenschaften nicht viel anzufangen, sie vermögen Bewußtsein nur als etwas bereits mit Inhalten gefülltes zu verstehen. Bewußtsein ist danach z.B. das Vermögen, Vorstellungen zu haben, oder moderner ausgedrückt, Informationen zu verarbeiten. Bewußtsein als inhaltsunabhängiges Faktum gerät aus dem Blick. Der Bewußtseinsbegriff wird damit überflüssig und durch den der Kognition bzw. Informationsverarbeitung ersetzt. Da nun aber nicht die reflexleitenden, sondern die bewußtseinstragenden Hirnstrukturen als für die Personalität relevant angesehen werden, sind unvermittelt nur noch die Strukturen des Gehirns gefragt, welche Informationen verarbeiten können. Dann aber wäre auch der Patient in seinem Lebensrecht in Frage gestellt, der nach einem Schlaganfall die Sprache verloren hat. Schließlich könnte man meinen, daß ihm die rechte Lebensfähigkeit ohnehin abgeht. Betrachtet man diese Entwicklung und nimmt man sie mit der zusammen, derzufolge nur die wirkende, nicht die potentielle Person zählt, dann muß ich doch fragen, ob Sie noch ruhig schlafen können. Ich meine nicht wegen des Gewissens. Nein. Ich meine, als Schlafender sind sie keine voll lebensfähige Person mit allen kognitiven Leistungsmöglichkeiten in actu. Man könnte ihnen also Organe entnehmen ...

Der Tod und die Liebe

Wenn wir fragen wollen, was der Tod sei, müssen wir auch fragen, was das Leben sei, das gegen den Tod verlängert werden soll und das bei dieser Verlängerung vielleicht sein Wesentlichstes verliert. Die

Bestimmung des menschlichen Lebens ist in Schwierigkeiten geraten. Was ist der menschliche Körper in seiner Endlichkeit? Kann er noch die liebende Form der Zurücknahme der Unendlichkeit sein, damit die Person in dieser Zurücknahme ihrer selbst dem anderen begegnen kann? Das Hirntodkriterium erschwert es, den Körper als die Erscheinungsweise der Person zu deuten, da gerade das höchstens dem Neurochirurgen Einsehbare wesentlicher Teil des belebten Körpers sein soll. Wenn wir den Menschen nicht von der Liebe her deuten, werden wir vergebens in den Wissenschaften, welche weniger mit definitorischen Begriffen als vielmehr mit asymptotischen Funktionsdiagrammen arbeiten, nach objektiven Kriterien für die Bestimmung von Leben, Tod und Personalität suchen.

Wir stehen hier erst am Anfang einer Entwicklung. Nicht nur die Konstruktion von Biocomputern, welche mit Hilfe von Aminosäuren logische Schlußfolgerungen durchführen, wird uns an Varianten des animal rationale erinnern. Die Implantation von Schaltelementen oder auch von embryonalem Hirngewebe in das Gehirn von Hirnverletzten wird die Frage nach der Identität der Person nicht nur in Abgrenzung gegen andere Personen aufwerfen. *Und immer wird das ethische Argument der medizinischen Hilfe dahinterstehen, wenn man wieder einen Schritt weitergeht.* Es ist gar keine Frage, daß einst Manipulationen an den Genen des Menschen vorgenommen werden, und zwar mit der Zustimmung der meisten Menschen, obwohl sie das jetzt noch für eine Horrorvision halten. Denn wenn es geschieht, werden gute ethische Gründe dafür sprechen, die Behandlung von erblichen Geisteskrankheiten (Chorea Huntington) oder erblicher Blindheit beispielsweise. Daß bei solchen Eingriffen nebenher und unbeabsichtigt dann auch ganz neue Charaktermuster entworfen werden, wie sie zuvor nie auf der Erde gesehen wurden, weil die verschiedenen Merkmale an der manipulierten Genstelle zusammenhängen, wird dann als Nebenproblem zurückzutreten haben, denn vielleicht finden wir auch noch den lebensverlängernden Eingriff an den Genen. Die objektiven Kriterien für Leben und individuelle Personalität, die uns dabei jedoch in den Schoß fallen, werden immer dürftiger werden und geeignet sein, immer mehr Leben, die am Ende verlängert werden könnten, am Anfang gar nicht in dieses hineinzulassen. Der Atelenzephalus wird dann gezielt zur Organspende herangezüchtet, aus ethischen Gründen, für die Verlängerung des Lebens, dessen Sinn einzig und allein der Kampf gegen Tod, sei es gegen den physiologischen oder – beim Brain Jogging – gegen den zu bedenkenden, geworden ist.

Wenn wir den Menschen nicht von der Liebe her deuten, werden wir im Kampf gegen den Tod nur die Sinnlosigkeit verlängern, der die Gerontopsychiater auch mit Tabletten oft nur noch schwer Einhalt zu gebieten wissen.

Der Computer ist der bessere Mensch

Es ist keine bloße Frage der Beschreibungssysteme, wenn wir behaupten, der Mensch würde sich dem Computer immer mehr anähneln. Nicht nur beschreiben die Hirnforscher und Psychologen den Menschen zunehmend mit den Mitteln computerwissenschaftlicher und informationstheoretischer Modelle. Nicht nur lesen wir mehr und mehr aus dem Computer steigende Informationen. Nicht nur erhalten Blinde, Lahme und Taube Computersysteme eingepflanzt, die sie wieder sehen, gehen und hören lassen.

Nein, viel mehr. Wir beneiden den Computer um seine Lebens- und Existenzweise, nicht bloß, weil seine Einschubsysteme beliebig ausgetauscht werden können, sondern vor allem, weil er nicht mehr benötigte Informationen problemlos herauswerfen kann. Wir Menschen träumen alle von der Lebensverlängerung in ein immer höheres Alter hinein. Mehr und mehr werden wir dabei auf die Grundlagenfragen des Lebens zurückgeworfen und müssen sehen, daß die Neuronen unseres Gehirns gar nicht für ein zweites Jahrhundert konzipiert sind. Sie könnten keine weiteren Informationen aufnehmen. Die Nervenzellen des Gehirns kennen keine Regeneration. Sie teilen sich im Leben des Erwachsenen nicht mehr und können im Gegensatz zu den meisten anderen Körperzellen nicht ausgetauscht werden. Dies sichert die Identität des Organismus, macht seine Lebenserfahrung aber auch zu seinem Schicksal. Er kann ihr nicht entrinnen. Um die krankmachende Wirkung der Verdrängung weiß man zur Genüge.

Nein, wir teilen keine romantische Stimmungsmache gegen den

Computer, dafür gibt er viel zu viele kreative Denkanstöße, jetzt, wo die Computerwissenschaftler bereits von der Geworfenheit des Daseins des Computers sprechen und dynamische Logiken entwerfen, die jene des Romantikers noch in den Schatten stellen. Wir bemerken jedoch, daß die geheimen Lebens- und Überlebenssehnsüchte des Menschen auf eine Existenzform abzielen, die sie sonst eher dem Schreckensbild eines seelenlosen Computers zuschreiben würden, das sie, vor die Alternative gestellt, dem Tode aber noch allemal vorziehen. Die menschlichen Neuronen sind anders als die Computerelemente nicht für das Fortwerfen von Informationen geschaffen. Neue Nervenzellen bilden sich im Erwachsenenalter bei höheren Lebewesen mit einer Ausnahme (an welcher der Heilige Franziskus seine Freude gehabt hätte) nicht mehr. Allein bei Singvögeln werden im Frühling, zur Zeit verstärkten Gesanges, vermehrt Hirnzellen in den dem Gesang dienenden Hirnregionen gebildet, die im Herbst wieder zurückgenommen werden. Die Menschen meinen jedoch nicht, im Alter auf den stillen Gesang der Seele horchen zu müssen, sondern haben das sogenannte »Brain Jogging« erfunden, welches dem Abbau von Hirnzellen Einhalt gebieten soll. Dabei soll der Lebensabend nicht damit verbracht werden, über das gelebte Leben und den zu bestehenden Tod nachzudenken, sondern soll zum Ort kognitiver Denk- und Computerspiele ausgebaut werden. Ein Computer soll dabei den Dialog über logische Aufgaben führen, bei denen einem Intelligenztest ähnliche Puzzle-Aufgaben zu lösen sind. Ob dies die geeignete Methode ist, die Frage nach dem Sinn des Lebens und das Verlangen nach Kontakt und Beschaulichkeit gleichermaßen zu unterdrücken, erscheint fraglich. Die leistungserbringende jüngere Generation, welche sonntags den Kuchen ins Altenheim bringt und wochentags die Computer herstellt, kann jedoch etwas beruhigter sein, daß die Frage nach dem Sinn des Lebens und dieser ganze »religiös-kirchliche Komplex« nicht in den Produktionsprozeß dazwischenfährt. *Zum Kampf gegen den Tod gehört schließlich auch der Kampf gegen das Sprechen über den Tod.*

Wissenschaft, welche das Leben verlängert und gleichzeitig im Beginn verwirft, kann auch keine Kriterien für Leben und Tod liefern. Aber auch von einer aristotelischen Logik können wir sie nicht mehr erwarten, nachdem die Grenzschlagbäume durch die von den Wissenschaften geschaffenen Fakten und Hybride wie durch Sickerwasser unterlaufen werden.

Nur in der Liebe wird der Tod erträglich

Nach all ihren Infragestellungen menschlicher Personalität würde die Wissenschaft auf die Äußerung »Mich dürstet« so zu reagieren haben, daß sie erst zu entscheiden hätte, ob der Dürstende überhaupt eine menschliche Person ist, auf welche die ethischen Regeln anzuwenden wären. Bei der erniedrigten Wasserkonzentration im Organismus der Dürstenden könnte man dabei in Schwierigkeiten geraten. Die starke Abweichung von dem Mittel der Wasserkonzentration in menschlichen Lebewesen könnte den Dürstenden eher zum Kandidaten für die Expropriation seiner letzten Wasserreserven zugunsten anderer machen, wenn man nicht endlich zu einer *Ethik der Ergänzung* übergehen will, die im defekten Menschen immer noch das Göttliche zu sehen sich bemüht. Weder in den objektiven Maßen der Naturwissenschaft noch in den Schemata des Humanismus, der im Anderen nur das Spiegelbild des Ich, nicht aber auch den leidenden Gott zu erkennen vermag, können wir die Orientierung für ein Handeln finden, das dem Nächsten zu Hilfe eilen soll. Weder kategorische Imperative noch die kommunikativen Ethiken von Hans Apel und Jürgen Habermas sind in der Lage, den heranreifenden Embryo in seinen berechtigten Ansprüchen zu schützen, da er sich noch nicht äußern kann. Er fällt aus der Gemeinschaft der Kommunikationspartner heraus, in welcher der sprachlose Hirnverletzte zumindest nicht aufgrund dieser mangelhaften Ethiken noch gehalten wird. Wenn wir den Menschen nur als Spiegelbild des Menschen (Narziß war kein langes Leben beschieden) betrachten, dann werden wir nicht der Güte teilhaftig sein, welche auch dem Mißgestalteten im Bilde Gottes das Leben ermöglicht.

Die Embryonen, die nicht mehr als Symbol liebender Vereinigung, sondern ausschließlich im Kontext technischer Herstellung gedeutet werden, beweisen mit ihrem Wegwerfschicksal diese psychische Gesetzmäßigkeit. Auch wenn dem Menschen die Liebe häufig genug mißglückt, dürfte dies uns nicht veranlassen, den Menschen in einen anderen Deutungshorizont zu stellen, denn nur in der Deutung des Menschen als eines in der Liebe stehenden können wir auch den Tod bestehen, ohne ihm eine Geschäftigkeit entgegenzusetzen, die uns von uns selber entfremdet.

Den Lebenden fällt der Tod schwerer als den Sterbenden

Die Probleme, welche mit Tod, Leben und Personalität zusammenhängen, können juristisch weder durch Hinsehen auf naturwissenschaftliche Ergebnisse noch durch Hinhören auf bloße Spiegelbild-Ethiken, welche den stummen Partner nicht zu Wort kommen lassen können, gelöst werden. Hier tut das Wort Gottes als gerechter Vermittler zwischen widerstreitenden Interessen not. Diesem Wort, das sich in Tod und Liebe kundtut, wollen wir aber im Kampf gegen den Tod entgehen. Darüber täuschen auch nicht jene Bewegungen hinweg, die für ein humaneres Sterben eintreten. Für ein humaneres Sterben wird zumeist dann eingetreten, wenn die Mitwelt Schmerz und Leiden nicht mehr mitansehen kann. *Die Sterbehilfe wirkt als Lebenshilfe für diejenigen, welche den Tod als den Moment des Sterbens noch nicht verarbeitet haben.* Den Lebenden fällt der Tod schwer, den Sterbenden meist viel weniger, als dies von der Welt außerhalb der Krankenhäuser angenommen wird. Mit einer Psychologie des Sterbens, auch wenn sie das Pandämonium der Mythologie tiefenpsychologisch beschwört, kann nur Vorläufiges geleistet werden. Die Psychologie, insbesondere eine Psychoanalyse, steht dem Tod gegenüber hilflos da. Sie ist nur darauf vorbereitet, in der Kindheitsgeschichte der Patienten Motive aufzuspüren, welche geeignet sind, anderen Menschen, vorzüglich den Eltern, Schuld an allen Lebensentwicklungen zu geben. Aufarbeitung eigener Schuld als Bereitwerden für den Tod ist damit ausgeschlossen. Die übrige Psychologie des 20. Jahrhunderts ist ohnehin darauf stolz, dem Schuldbegriff den Garaus gemacht zu haben und verkündet, daß nicht die Schuld, sondern nur der Schuldbegriff Ursache für seelische Probleme sein kann.

Kein Ort für Tod und Liebe

Eine Psychologie, welche in den Grundfragen des menschlichen Lebens, in der Liebe und ihrem schuldhaften Mißglücken nur eine weltanschauliche Verirrung sieht und welche Schuld nur als die Schuld der anderen, der Erzieher, zuläßt, besitzt keinerlei Rüstzeug, Sterbenden Trost und Hilfe zu geben. Der tieferen Tröstung durch die Vergebung Christi kommt man durch Hinwegzaubern der Schuld zuvor, wie man auch versucht, den Tod hinwegzuzaubern. Die moderne Philosophie, welche seit Nietzsche den Tod Gottes ohne dessen Auferstehung feiert, ist nicht in der Lage, eine Ethik aus jenen Tiefen der menschlichen Seele heraus zu entwerfen, in denen Tod und Liebe ihren Ort haben und in denen allein Verbindlichkeit gewonnen werden kann. Indem sie Gott verloren hat, ging sie auch des Menschen verlustig, den zu gewinnen nur gelingen kann, wenn man Gott auch in dem sieht, der nach dem Glas Wasser fragt. Gott, der durch den Weg Christi uns zeigte, daß der Tod nicht durch eine Zelebration des Nichts, sondern durch Liebe und Auferstehung zu bestehen ist, hat uns einen Baum des Lebens geschenkt. Auch außerhalb des Paradieses finden wir den Weinstock, der uns die Kraft gibt, fruchtbare Rebe zu sein.

Es kann nicht darum gehen, ein vordergründiges humaneres Sterben in den Krankenhäusern einzuführen. Nicht die Gerätemedizin, sondern die Angst vor dem Tod, in deren Namen sie erstellt wird, gilt es zunächst zu bewältigen. Der Griff nach dem Baum des Lebens gefährdet uns, wenn wir nicht die Frucht des Baumes der Erkenntnis als Erkenntnis von gut und böse reifen lassen, sondern nur benutzen wollen, um doch noch hinten herum in das Paradies zu gelangen. Dann jedoch übersehen wir, daß der wahre Baum des Lebens bereits außerhalb des Paradieses im Kreuz errichtet wurde.

7. Die Rückkehr des Henkers

»Ich klage an«

Im Oktober 1989 hatte ich im Rahmen einer Veranstaltung der Theodor-Heuß-Akademie in Gummersbach Gelegenheit, einen Film aus dem Jahre 1941 zu sehen, dessen Aufführung in der Öffentlichkeit normalerweise verboten ist. Wie mir eine ältere Teilnehmerin des Seminar-Wochenendes berichtete, war dieser Film mit dem Titel »Ich klage an« zur Zeit des Nationalsozialismus in allen Schulen gezeigt worden, und sie hatte ihn sich damals pflichtgemäß ansehen müssen. Der Film sollte die Öffentlichkeit für die Menschenvernichtungsprojekte des Dritten Reiches empfänglich machen. Auf der Tagung, auf welcher er wieder aufgeführt wurde, sollte er kritisch diskutiert werden. Ich war zu betroffen, um mitdiskutieren zu können, möchte ihn wegen seiner Bedeutung für die gegenwärtige Diskussion aber doch hier referieren, nicht zuletzt, weil er auf die weitere Tagung ein Schlaglicht warf, um nicht zu sagen, zu einem Eklat führte.

Der Film ist sehr eindrucksvoll inszeniert und bewegt alle Gefühle, deren der Mensch fähig ist. Er beginnt mit der sehr hübschen, lebenslustigen Frau eines Medizin-Professors, der gerade einen Ruf an die Universität München erhalten hat. Sie wird gezeigt, wie sie springlebendig und munter den Berufungs-Brief vom Briefträger in Empfang nimmt und voller Freude durchs Haus stürmt. Bei dem bald veranstalteten Fest spielt sie zusammen mit ihrem Mann und einem Freund des Hauses ein Trio. Der Zuschauer weiß, daß der Freund, jetzt praktischer Arzt, wohl ihre Zuneigung hatte, aber nicht rechtzeitig um ihre Hand angehalten hatte, so daß sie dem Forscheren das Jawort gab. Man ahnt einen Ausbruch der Dreierproblematik, als sie beim Trio den streichenden Männern mit einem wütend wirkenden Griff in die Tasten des Klaviers, mit dem sie zuvor perfekt begleitete, dazwischenfährt. Jedoch, es stellt sich heraus, daß der Fehlgriff Ausdruck der ersten Lähmungserscheinungen bei einer beginnenden Multiplen Sklerose, einer unheilbaren Nervenkrankheit, ist. In dem neuen Institut in München beginnt nun ein dramatischer Wettlauf. Der Wissenschaftler stellt alle seine Experimente auf die Erforschung der Krankheit seiner Frau um und arbeitet bis spät in die Nacht mit seiner attraktiven Assistentin auf der Suche nach einem Gegenmittel gegen den frühen Tod, was ihm jedoch nur den eindeutigen Verdacht seines Schwagers und den Vorwurf der Vernachlässigung seiner kranken Frau einbringt, während ihr Freund der Jugend ihr seine Aufmerksamkeit schenkt. Eine Tages bittet sie ihn, ihr ein tödliches Gift zur Verfügung zu stellen, wenn es nicht mehr anders ginge. In einer Nebenhandlung wird dieser Freund gezeigt, wie er ein an Hirnhautentzündung erkranktes Kind vor dem Tode bewahrt.

Als die Frau bei raschem Verlauf ihrer Krankheit den Befall des Atemzentrums mit teilweiser Atemlähmung erleben muß, wird ihr Mann aus der Klinik geholt, der ihr nun ihre Medizin, aber überdosiert, verabreicht. Sie kann sich aufrichten und in seine Arme lehnen. Sie träumt von der gemeinsamen Vergangenheit und sagt, sie wünschte, in den Tropfen wäre der Tod. Er sagt: »Es ist der Tod.« Danach stirbt sie friedlich. Der Freund, der darüber hereinkommt, bezichtigt den Ehemann des Mordes an seiner Frau. Es kommt zum Prozeß. Der Wissenschaftler steht unter Mordverdacht. Der Freund erscheint nicht als Zeuge vor Gericht, sondern will stattdessen geklärt wissen, was aus dem von ihm geretteten, in eine Anstalt gebrachten Kind wurde. Dieses wird im Film nicht gezeigt, stattdessen sieht man den vom Anblick des kranken Kindes erschütterten praktischen Arzt, der nun zum Gericht geht, um für den Angeklagten einzutreten. Dieser hat erkannt, daß aktive Sterbehilfe in vielen Fällen besser ist als unsinniges Leiden. Der Arzt kommt gerade ins Gericht, als das Urteil gesprochen werden soll. Er vermag den Freund (den Professor) zu entlasten. Als der Richter nun Anstalten macht, von einer Verurteilung Abstand zu nehmen, steht der Professor auf und fordert, verurteilt zu werden, er möchte nach dem Gesetz verurteilt werden, um als Verurteilter zu zeigen, daß die Gesetze, welche die Euthanasie verbieten, dem Willen des Volkes nicht angemessen sind: Ich klage an.

Nach dem Film sagten einige Frauen, noch ganz unter dem Eindruck der in Romeo- und Julia-Stimmung romantisch verklärten Todesszene: »So möchte ich auch sterben.« Der Film war ergreifend und mit höchster Perfektion der Verschränkung von Handlungen und Emotionen gestaltet. Es ist auch kein Zweifel, daß uns Menschen, denen der Ausdruck in Liebesdingen nur so schwer gelingt, der Tod nahezu die tiefste existenzielle Aussage gestattet. Dennoch, muß man sterben, um solch eine romantische Szene erleben zu können? Fortan, nach Massenvorführung des Filmes in den Schulen, geschah das Sterben weniger romantisch, ja, die Bestialität des Massenmordes an Geistes- und Nervenkranken und schwachsinnigen Kindern war entfesselt worden.

Neue Prinzipien für einen Mord?

Nachdem wir ein halbes Jahrhundert lang die Wiederholung derartiger Vorgänge für unmöglich gehalten haben, treten plötzlich Vertreter der analytischen Ethik auf und formulieren neue Begründungen für die Euthanasie, zum Teil an den gleichen Patienten.

Die Geschichte mit dem Film hat noch eine Pointe. Nach der Vorstellung hatte ich mich erschüttert (von der Erkenntnis, wie mitreißend Demagogie sein kann), zugleich aber eben auch gerührt auf mein Zimmer zurückgezogen und darüber nachgedacht, wie leicht es sein müßte, auch uns Heutige von der Euthanasie zu überzeugen, wenn nur ein paar zeitgemäße Stichworte eingefügt würden.

Am nächsten Tag hielt ein Rechtsphilosoph einen Vortrag, in dem er in denjenigen Fällen für die Zulassung der aktiven Sterbehilfe eintrat, bei denen außer dem subjektiven Wunsch (Prinzip der Autonomie) noch der objektive Befund einer schweren Krankheit, z.B. Multiple Sklerose, vorläge.

Tötung aus Vernunft?

Vernunft kann töten. Nein, ich meine nicht eine seelische Erfahrung mit dem Kältetod in der Gegenwart »verkopfter« Menschen, obwohl es auch so etwas gibt. Ich meine die rationale Begründung von Kriterien für die Tötung von Menschen. Entsprechend den rationaltechnischen Situationen der modernen Medizin sind rationale Entscheidungsfiguren in der praktischen Ethik im Vormarsch. Aufgrund der zunehmenden Möglichkeiten der medizinischen Technik wird zunehmend nicht eine caritative, sondern eine Grenzfälle rational entscheidende Grundhaltung zunehmend wichtiger. Die Technik wandelt den Menschen. Die Ethik wird zu ihrem Sekundanten.

Aber natürlich treten die Vertreter einer an der Rationalität orientierten Medizinethik mit dem gegenteiligen Anspruch und auch Anliegen auf. Im Grunde genommen gibt es zur Rationalität auch keine

Alternative, sondern höchstens nur eine Perspektivenerweiterung. Die aber ist unbedingt erforderlich, da die Einbeziehung von Biosphäre und Krankheit im Kosmos der reinen Vernunft eine Tür zu weiteren Räumen öffnet. Die Würde des Menschen ist unantastbar. Aber wer ist ein Mensch? Wem steht das Menschenrecht auf Menschsein zu? Bestimmt man das Menschsein von der Vernunft her, dann können all die aus unserem ethischen Bemühen herausfallen, die aus biologischen Gründen an der Vernunft keinen Anteil haben können, die großhirnlosen Säuglinge beispielsweise.

Die Deutung des Menschen als vernunftbegabtes Wesen und die Strukturierung des Umgangs mit dem Menschen von der Vernunft her müßten nicht zwingend gekoppelt sein, sind es faktisch aber zunehmend. Bei Peter Singer führt die Deutung allein von der Rationalität her dazu, auch einen mit einem normalen Gehirn ausgestatteten Embryo nicht unter den Schutz vor Tötung zu stellen, da anstelle des getöteten ja ein neues Kind (nach dem geplanten Anden-Urlaub, bei dem die Schwangerschaft gestört hätte) auf den Weg in die Welt gebracht werden kann. Wie immer in solchen Fällen, werden die Tötungserlaubnisse mit großem Pathos hinsichtlich der Sicherheitsmargen vorgetragen: »Falls man in dieser Sache ein Gesetz zu machen hätte, dann dürfte man dem Kind wohl nur innerhalb einer kurzen Zeitspanne nach der Geburt, vielleicht für einen Monat, ein volles legales Recht auf Leben absprechen«, schreibt Singer.

Die Deutung des Menschen von seiner Rationalität her, gepaart mit einem Nützlichkeitsdenken, läßt sehr leicht die Individualität des einzelnen Menschen übersehen: Wenn ein getötetes Kind durch ein »neues« ersetzt wird, entdeckt man keinen Schaden. Noch einmal Singer: »Sofern der Tod eines geschädigten Säuglings zur Geburt eines anderen Kindes mit besseren Aussichten auf ein glückliches Leben führt, dann ist die Gesamtsumme des Glücks größer, wenn der behinderte Säugling getötet wird.«

Diese Austauschbarkeit gilt ihm grundsätzlich: »Wenn die Mutter sich zuvor entschlossen hat, eine bestimmte Zahl von Kindern, sagen wir zwei, zu bekommen, dann tut sie mit der Abtreibung im Grunde genommen nichts anderes, als ein potentielles Kind zugunsten eines anderen zurückzuweisen.«

Singer bringt hier vollends heraus, was in der rationalistischen Tradition steckt, nämlich die Bestimmung des Menschen nicht von der

Relationalität zu Gott und zu den Menschen her, sondern ganz aus der Egologie, der Selbstbezüglichkeit. Die Vernunft wird bei Singer individualistisch mißdeutet, und damit werden Vernunft und Individualität gleichermaßen verfehlt. Individualität ist nicht austauschbar, sondern auch gegeben, wenn noch keine Vernunft vorliegt. Diese Nichtaustauschbarkeit des Individuums setzt nicht erst mit selbstbezüglicher Reflexion, mit dem Selbstbewußtsein, ein. Sie ist bereits mit der bloßen raum-zeitlichen Wirklichkeit gegeben. Nicht erst Bewußtsein oder gar Selbstbewußtsein machen etwas unaustauschbar, sondern bereits das Sein. Anders jedoch jene Tradition, welche die Individualität aus einer selbstbezüglichen Rationalität bestimmen will: »Selbstbewußtsein, das die Ansicht begründen könnte, es sei falsch, ein Wesen zu töten und es durch ein anderes zu ersetzen, läßt sich weder im Fötus noch im neugeborenen Kind auffinden. Weder der Fötus noch das neugeborene Kind ist ein Individuum, fähig, sich selbst als distinkte Entität zu betrachten und mit einem Leben begabt, das es als sein eigenes zu führen hat.«

Diese Gedankengänge sind nicht die Ausgeburt eines Einzelgängers, sondern sind zutiefst begründet in der Tradition der Vernunft und auch der kritischen Vernunft. Man staune, aber die Würde des Menschen kam bei Kant dem Menschen nicht einfach so zu, sondern dadurch, daß er der Vernunft fähig war. Falls sich ein Grundgesetz auf Kant berufen würde, so könnten geistig Behinderte aus seinem Schutz herausfallen. Kant war in seiner Begründung der Würde des Menschen über die Vernunft durchaus ein Vorläufer Singers. Auch die vernunftsorientierte Aufhebung der Speziesismus, der Bevorzugung einer »Tierart«, hatte er bereits vorexerziert. Für Kant galten seine Ausführungen für alle vernünftigen Wesen und nicht nur für die Spezies Mensch. Er war jedoch weit davon entfernt, zusätzliche vernünftige Wesen in den Schimpansen realisiert zu sehen, wie dies Singer tut.

Es wäre kein schlechtes Unterfangen, die hohen, für den Menschen entwickelten ethischen Prinzipien auch auf die intelligenteren Tierarten anwenden zu wollen. Die Ausweitung der Zuschreibung von Rationalität an Schimpansen ist dafür jedoch ein fragwürdiges Begründungsverfahren. Auch Singer führt den Erwerb von Zeichensprachen der Taubstummen durch Schimpansen als Beweis für die Unrechtmäßigkeit der Grenze zwischen Mensch und Tier an. Diese Position ist allerdings in der Wissenschaft nicht unumstritten. Neben der Tatsache, daß ein relativ beschränktes Zeichenrepertoire gelernt wird, ist zu berücksichtigen, daß die dem Lernprozeß ausgesetzten Schimpansen später zu neurotischem Verhalten neigen. Sie können die Zeichenchips dann »einfach nicht mehr sehen«. Nur nebenher sei erwähnt, daß die berühmte Washoe, die erste Schimpansin, welche Zeichensprache-Elemente zu verwenden lernte, bei der Begegnung mit dem Hirnforscher und Neuro-Guru des New Age, Karl H. Pribram, sich mit diesem nicht über dessen Hologramm-Theorien unterhielt, sondern ihm einen Finger abbiß. Mir scheinen die linguistischen Experimente an Schimpansen, welche oft auf eine Überstrapazierung der Informationsverarbeitungskapazität hinauslaufen, eher Auskunft über den Zustand einer Linguistik zu geben, die wohl Ausdruck, Mitteilung und Befehl, nicht aber das Rühmen kennt. Die Subsumierung der Schimpansen unter die rationalen Wesen destrukturiert den Begriff der Rationalität, was allerdings in der Konsequenz von dessen Ablösung von der Gottbezüglichkeit liegt. Ich will mich gar nicht gegen die Einstellung Singers wenden, daß *scharfe* Grenzen zwischen den Spezies nicht ohne weiteres gezogen werden könnten. Vielleicht muß nicht nur der Rationalismus, der den Menschen von seiner Selbstbezüglichkeit und nicht von seiner Gottbezüglichkeit her verstehen will, erkennen, daß man ihn nachäffen kann.

Soll die Bestimmung des Menschen gelingen, so muß man sich den Blick für Gott offenhalten, von vornherein. Verläßt man sich auf die Projektionen in die empirischen Wissenschaften, die Gott methodisch beiseitelassen, so kann man nicht erwarten, zu einer Perspektive zu gelangen, in der Gott wieder thematisch werden könnte.

Dringlich ist das ethische Anliegen, über die menschliche Spezies hinaus auch das Leiden der Tiere mit in den Blick zu nehmen. Was kann es Größeres geben als die Liebe in den Kosmos zu verstrahlen und sie Spatzen, Tauben und Drosseln gleichermaßen zukommen zu lassen, wie es Franz von Assisi tat! Die von Peter Singer gezeichnete Aufhebung der Spezies-Grenzen geschieht jedoch unter anderen Prinzipien. Sie führt eine Verähnlichung von Mensch und Tier durch, die statt zur Ausweitung der Liebe genauso gut zu ihrer Einschränkung im Bereich der eigenen Spezies führen kann. Dies letztere ist bei Singer nun allerdings der Fall. In seinem Nützlichkeits-Rationalismus wird einem intelligenten Schimpansen mehr »Wert« zugesprochen als einem mongoloiden Neugeborenen. Singer sieht darin nicht die Gefahr eines Dammbruch- oder auch »glitschigen Abhang«-Argumentes, durch welches man immer weiter auf eine schiefe Ebene geraten könne, um schließlich im Abgrund ethischer Anarchie zu enden. Wir können ihm zustimmen, denn der Ausrutscher, um nicht zu sagen Sturz, hat schon früher begonnen, als der Mensch ohne Gott sich selbst zu begründen suchte und nun in der zeichenhaften Selbstbezüglichkeit keine Unterscheidung zum Tier mehr finden kann.

Es wäre falsch, Singer davor zu warnen, seine Argumente könnten zu einem ethischen Dammbruch führen. Seine Argumente sind nur die Nachfolgestrudel nach längst erfolgtem Bruch.

Der Bruch mit Gott läßt den Menschen in die Tierwelt fallen, in der er allein durch die Rationalität, die ihm den evolutionären Vorteil gab (deutet man die Stellung des Menschen nach dem Sturz aus der Perspektive der Gestürzten), über die Tiere und Menschen herrschen kann. Die Vernunft, welche zur Bestimmung der Stellung des Menschen in der Welt eingesetzt wird, ist auch jene, welche der Sicherung dieser Stellung dient. Der Selbststand ist aber um so mehr gesichert, je weniger unselbständige Menschen die Prinzipien der rationalen Sozietät durcheinanderbringen. Es entwickelt sich die neue Rasse der Rationalisten, die, statt das ethische Engagement zu erweitern, es nur neu umverteilt. Wer dem die ethischen Prinzipien entwerfenden Schreibtischphilosophen am nächsten steht, genießt die größten Rechte, worauf eine Abstufungs-Ratioarchie folgt, in der eben der von einem Psychologen-Ehepaar adoptierte und adaptierte Semiotik-Affe über dem genetisch »defekten« kognitiv eingeschränkten Kind steht, das man abzutreiben »versäumt« hatte.

Die Neuzeit, welche die Göttin der Vernunft inthronisierte, ist auf dem Weg, einen Vernunft-Rassismus zu installieren, mit einer Ethik, die den Grad der Vernunft-Teilhabe zur Grundlage von Entscheidungen über Lebenlassen und Töten macht.

In der Tat, wenn man nicht bereit ist, Göttliches nur in der Vernunft und nicht auch im Leidenden aufscheinen zu sehen, dann steht es schlecht um die Sicherheit der geistig »Defizitären«. Nach dem Sturz kriechen wir auf dem Boden herum, nach dem Paßwort suchend, um wieder die Höhen zu erklimmen. Wählen wir Ratio als Paßwort, so wird die Spur einen steilen Abhang hinaufführen, an dem wir in der Versuchung stehen, die schwächeren Mitkletterer beiseite- und hinabzustoßen. Die neue Aufteilung des Bioreiches nach Prinzipien der Rationalitätsmacht schreitet jedoch voran, ohne die Diskriminierung der Schwächeren aufzuheben. Singers Ethik zeigt erst ihr wahres Gesicht, wenn sie auf dem Hintergrund der neuen wissenschaftlichen Neurobiologie betrachtet wird, welche den Gewebe- und Organaustausch zwischen den Spezies genau erforscht, wie auch die Erzeugung genetischer Grenzüberschreiter. Der ethischen Infragestellung der Speziesgrenzen läuft eine »hard science«-Zerschmetterung der Barrieren parallel. Wer Singers Nivellierung der Unterschiede zwischen Mensch und Tier mit der Naturliebe des Franz von Assisi verwechselt, der transformiert das Gebot der Fürsorge des Menschen für die anderen Lebewesen der Erde in eine Freigabe von deren Ausbeutung für die Organdefekte des Menschen und für die Installierung einer Macht von Biosystemen, von denen man nicht wissen wird, wessen sie sind. Die von Singer geforderte Abkehr von dem Konzept der Sonderstellung des Menschen enthält neben der ethischen noch eine ontologische oder metaphysische Lesart, welche der genetischen Erzeugung des Gorilla-Homo-Hybriden (für Spezialeinsätze z.B.) nichts entgegensetzen würde. Der Implantation von fetalem Hirngewebe in das Gehirn kranker Erwachsener könnte nach der spezies-spezifischen auch die transspeziale erfolgen, bei Schimpansenherzen wurde der Barrierensprung schon vorexerziert. Angesichts des biotechnisch Machbaren beschwört ein Vorsinger der Indifferenz die Gefahr des völligen Orientierungsverlustes, es sei denn, man möchte Selbstbezüglichkeits-Rassist werden.

Die wesentliche Anfechtbarkeit von Singers Konzeptionen liegt nicht allein im Rationalismus, sondern in dessen Kombination mit dem Nützlichkeitsdenken im ethischen Bereich. Zweifellos hat er auch auf unreflektierte Stellen bisheriger Ethiken aufmerksam gemacht, so z.B. bei der Nahrungsverwertung der Tiere durch den Menschen, die nach allgemeinem Einvernehmen ohne Argumente stattfindet. Man wird ihm auch nicht dadurch beikommen, daß man auf die Notwendigkeit gewisser Vorurteile, oder sagen wir, der gefühlsmäßigen Verankerung von Urteilen hinweist. Wenn die Rationalität ausgebrochen ist, muß man ihre Gedankengänge zu Ende führen. Sie muß dann aber ebenso wie der Utilarismus selber zur rationalen denkerischen Dispositon stehen (eine rationale Ablehnung des Rationalismus kann nicht durch ein Zirkularitätsargument abgewehrt werden, dies wird von der modernen Logik nicht mehr akzeptiert, Zirkularitäten nötigen nur zu besseren Unterscheidungen). Dennoch arbeitet der analytische Diskurs eines philosophischen Seminars mit einem anderen Verständnis von Hermeneutik als eine öffentliche Verlautbarung.

Analytische Diskurse akzeptieren keine Interessen in den Argumentationen, öffentliche Diskurse hingegen sollen etwas bewirken, Mißverständnisse sind möglich, wenn beide Sprechformen aufeinander stoßen. Leider will Singer aber beides auf eine besondere Art: die Durchsetzung des analytischen Diskurses in der Öffentlichkeit.

Hier nun unterzieht Singer nicht alles einer rationalen Prüfung. Sein blinder Fleck liegt in der ungeprüften Übernahme der Machbarkeits-Naturwissenschaft im neurowissenschaftlichen Bereich, die, wenn seine Speziesismus-Kritik um sich greift, um so leichter die Organe und Gewebeeinheiten der Tiere »für« den Menschen wird verwerten können, d.h. nicht nur das Verhalten zwischen Mensch und Tier, sondern auch die Ontologie beider durch Hybridisierung, durch Schaffung von Mischwesen, ändern kann.

Nehmen wir die Singersche Fragestellung auf und diskutieren wir ihre Implikationen für das Menschenbild bis zum bitteren Ende durch, so müssen wir feststellen, daß die moderne Medizin uns bereits Positionen relativiert hat, auf die wir uns nicht mehr ohne weiteres zurückziehen können. Nicht mehr den Leib, sondern nur das Gehirn als beseelt anzusehen, wirft angesichts der weiteren Konsequenzen, die sich daraus ergeben, erneut die Frage auf, was der Mensch sei, jetzt aber auf eine Weise, die eine Beruhigung in einem rationalistischen, die biologische Dimension aussparenden Konzept nicht mehr gestattet.

Würde und *Freiheit* des Menschen wurden im Zeitalter der Aufklärung unter Absehung von den biologischen Eigenheiten und Unterschieden der Menschen formuliert. Dadurch können diese politischen Begriffe auch heute noch helfen, Diskriminierungen zu vermeiden. Dennoch darf nicht übersehen werden, daß diese Begriffe keine Definition des Menschen liefern, sondern nur von rationalen Wesen sprechen, deren Materialisation unangesprochen bleibt, da sie bisher auch nicht Gegenstand des Zweifels war. Es war selbstverständlich, wer in seiner biologischen Erscheinung als Träger der Rationalität angesehen werden sollte. Die moderne Medizin hat diese Selbstverständlichkeit jedoch faktisch unterlaufen. Aus dem *animal rationale* ist das *cerebrum rationale* geworden, nicht mehr der Leib, sondern ein einzelnes Organ ist zum Träger der Personalität geworden. Dies ist nicht ohne Auswirkungen auf das Personalitätskonzept selber, da die Bewegungsmöglichkeiten im Raum damit für den Menschen als nicht wesentlich erachtet werden. Der Mensch ist zu einer res cogitans geworden, die mit Gehirn und ohne Leib in der Nährlösungsvitrine noch als Person angesprochen werden muß, auch wenn bei fehlendem Leib zwischenmenschliche Kommunikation ausgeschlossen scheint. Die modernen Biowissenschaften lösen die Wirklichkeit des Menschen auf. Es wäre verkehrt, Singer, der als Symptom dieses Prozesses angesehen werden muß, anzuklagen, ohne die tatsächliche Entwicklung der Wissenschaften dabei in den Blick zu nehmen. Es wäre bequem, Singer wegen seiner begrifflichen Auflösung der Grenzen zwischen Mensch und Tier anzugreifen und die Wirklichkeit einer Forschung zu übersehen, die den Menschen zunehmend mit Tierorganen ausstatten wird und auch vor der Transplantation von tierischem Hirngewebe auf den Menschen nicht haltmachen wird. Wir sind gefordert, der Frage nachzugehen, wie der Mensch nicht nur von der Vernunft her, sondern auch in seiner biologischen Konstitution verstanden werden soll. Da aber mangelt es an Konzepten. Was hilft es, wenn jemand äußert, alles was von einem Menschen geboren werde, sei ein Mensch, wenn man zur gleichen Zeit die extrakorporale Befruchtung und vielleicht auch

Austragung eines Menschen in fortgeschrittener Entwicklung nicht verhindern will? Bei der Frage, was der Mensch sei, kann es angesichts einer Forschung, welche die naturwissenschaftlichen Grundlagen des Lebens mehr und mehr zu permutieren in der Lage ist, kaum genügen, auf das (noch) Faktische hinzuweisen. Wenn man nicht zu einem totalen Forschungsboykott aufrufen will, dann muß man klar formulieren, mit welchen materialen Realisationen menschliche Personalität als zusammenhängend gedacht werden kann und mit welchen nicht. Der Rationalismus läßt uns angesichts dieser Fragen im Stich bzw. läßt nur ein Stück Hirnrinde vom Menschen übrig, deren Informationsgehalt letztlich in ein Rechnersystem einprogrammiert werden könnte. Wenn die Medizin in den nächsten Jahrhunderten auf dem Wege, den Menschen vom Baum des ewigen Lebens essen zu lassen, diesen zu einem Monstrum (aus dauerhaften Kunststoff-Neuronen vielleicht) verwandelt, erscheint es nicht angebracht, einen aristotelischen Tonfall anzustimmen, wo längst eine andere Partitur unterlegt wird, d.h., wir sollten aufpassen, daß wir Ganzheiten nicht einlullend noch in Worten beschwören, wo sie in Taten schon längst zerlegt wurden, sonst kämpft der neue Don Quichote gegen Windmühlenflügel ohne zu wissen, daß er selber zum Drachen geworden ist. *Ethisch weiterhelfende biologische Konzepte des Menschen sind jedoch rar.* Die Festsetzung von Beerdigungsriten als stammesgeschichtliche Grenze zwischen Tier und Mensch hilft bei der Frage nicht weiter, ob man tierisches Hirngewebe dem Menschen einpflanzen darf.

Schmerz und Koma

Der von Gott losgelöste Mensch zerspellt im Fall in die Zoologie. Alle Versuche, den Menschen aus dem Selbststand heraus zu bestimmen, haben zu ungeeigneten Verfahren der Bestimmung von Personalität geführt. Auch Descartes hat keinen Ausweg aus dem Zweifel gefunden. Nähme man sein »Cogito ergo sum« als Ausgangspunkt, so müßte man gezwungenermaßen auf die Zirbeldrüsenphysiologie seiner Zeit zurückfallen, da die moderne Hirnforschung nicht umhin könnte, den kognitiven Prozeß des Cogito beiden Großhirnhälften zuzuweisen, womit mit diesem Verfahren eher ein amöboid-teilbares Wesen aufgezeigt wäre.Die Aufteilbarkeit kognitiver Prozesse ist nur mit Einschränkungen geeignet, bei einem Personalitätskonzept weiterzuhelfen.

Angesichts dieser vielen Schwierigkeiten könnte es überlegenswert sein, die Frage nach der Person den Ontologen zu überlassen und die für die Medizinische Ethik relevanten Fragen mit einem Konzept der durchgängigen Schmerzvermeidung zu klären zu versuchen. Es könnte ja sein, daß mit der Negativ-Version eines Glücks-Utilitarismus auch all jene ausreichend geschützt wären, die wir sonst als Personen bezeichnen. Es zeigt sich jedoch, daß bereits das »primum nil nocere«, das Prinzip der Schadensvermeidung, mit dem Prinzip der Schmerzabwendung nicht deckungsgleich ist, so daß Personen ein Schaden zugefügt werden könnte, auch wenn keine Schmerzen wahrgenommen werden. Klären wir dies an einem von den Nützlichkeitsdenkern ins Spiel gebrachten Beispiel: Ein z.B. nach einer Hirnblutung tief bewußtloser Patient, der keine Chancen für eine Genesung besitzt, stellt einen beliebten öffentlichen Diskussionsfall für die Frage dar, ob das Beatmungsgerät abgeschaltet und dem »rein vegetativen« Leben eines derartigen Wesens damit ein Ende gemacht werden darf. Es zeigt sich nun zweierlei. Solche Appalliker, denen der Hirnmantel durch Blutung, Unfall oder andere Ursachen zerstört wurde, fallen aus unserer ethischen Fürsorge heraus, wenn man den Menschen rein von der Kognition und Rationalität her bestimmt und Teilhirntod-Kriterien zuläßt. Er fällt aus der Fürsorge auch heraus, wenn allein das Schmerz-Konzept Anwendung findet, jedenfalls, wenn es so benutzt wird, wie es zur Zeit von den Utilitaristen verwendet wird. Da der Komatöse keinen Schmerz wahrnimmt und nicht auf ihn reagiert, würde ihm aus der Sicht des Schmerz-Utilitarismus kein Schaden entstehen, wenn er getötet würde.

Hinsichtlich der Beiseiteschiebung des Personalitätskonzeptes und des bloßen Rückgriffes auf Schmerzvermeidungs-Regeln muß gesagt werden, daß auch bei Bewußtlosen noch Umstrukturierungsvorgänge im Gehirn ablaufen können, denen, wenn auch nicht ein bewußter, so doch ein nicht-bewußter mentaler Vorgang entsprechen kann. In einem Weltbild, aus dem die Unsterblichkeit der Seele noch nicht eliminiert ist, müßte dem Rechnung getragen werden, da auch innere

Erfahrungen des Komatösen dessen postmortale Existenz beeinflussen könnten. Auch ein Utilitarist müßte derartige Perspektiven respektieren, wobei er seine Nützlichkeitsüberlegungen auf das Leben nach dem Tode ausweiten oder auch von der Nützlichkeit der Gestattung weltanschaulicher Grundüberzeugungen ausgehen mag. Ein bloßer Utilitarismus der Schmerzabwehr reicht hier jedoch nicht hin, so daß wir vor die Frage gestellt bleiben, was denn eine Person sei.

Arzt mit Pistole?

Wie soll sich der Ethiker in dem Labyrinth biowissenschaftlicher Verwicklungen zurechtfinden? Wird er den Minotaurus zoohumaner Mischwesen bezwingen können oder wird er selber an seinen Mischungen verzweifeln? Welche Ariadne soll ihm den Ausweg zeigen, wenn er nur seinen eigenen Gesetzen gehorchen und autonom sein will? Oder könnte die Autonomie selber das Prinzip sein, das die neue Unübersichtlichkeit zu überwinden helfen könnte, wiewohl es die gegenwärtige Situation mit herbeizuführen half? Wir glauben, daß die Respektierung des Anderen eines der grundlegendsten Prinzipien der Ethik darstellt, und wir haben sie auch als schützendes Argument für jene in Anspruch genommen, die ihre weltanschaulichen Perspektiven bei der Frage von Tod und Unsterblichkeit eingeschränkt finden. Dennoch wird das Konzept der Autonomie selbstdestruktiv für den Menschen, wenn es zum allerhöchsten Prinzip erklärt wird.

Dies heißt nun nicht, daß man den Willen anderer Menschen nicht mehr zu berücksichtigen bräuchte, sondern im Gegenteil, daß alle hermeneutischen Kunststücke aufgebracht werden müssen, um diesen auch wirklich zu erfassen. Wie steht es mit dem eigenen Willen eines 17jährigen Mädchens, das aus Liebeskummer die Schlafmittel der Mutter geschluckt hat und im Koma auf der Intensivstation liegt? Drei Tage später zeigen sich die Probleme oft in einem ganz anderen Licht. Der Wille des Menschen ist wechselhaft, und es ist nicht nur schwer, sich in die Absichten und Wünsche eines Anderen ohne Fehldeutungen hineinzuversetzen, es ist auch schwer, sich in sich selber hineinzuversetzen, insbesondere, wenn es sich um eine andere Lebensphase als die gegenwärtige handelt. Welche Bedeutung kann ein testamentarisch festgelegter Sterbewille haben, wenn durch den Suizidversuch viele seelische Konflikte aufgrund des Appellationscharakters der Handlung und der daraus resultierenden Fürsorgehaltung der Umwelt in eine völlig neue Konstellation geraten? Um diesen Problemen zu entgehen, sind bei den neuerlichen Vorschlägen zur aktiven Sterbehilfe (z.B. bei Norbert Hoerster) Einschränkungen gemacht worden, die ein Fehlurteil ausschließen sollen. Es soll die autonome Entscheidung allein nicht ausreichen, um die »Euthanasie« zuzulassen, sondern es soll außerdem eine objektive, schwere und irreversibel zum Tode führende Krankheit vorliegen müssen. Nun muß man sich allerdings fragen, was das für eine seltsame Hybrid-Konstruktion ist. Weder die Autonomie noch das Leiden werden als ausreichender Grund für die aktive Sterbehilfe erachtet, wie soll es die Kombination beider sein?

Bei der Sterbehilfetagung führte der Referent als Beispiel für eine schwere Krankheit die Multiple Sklerose an. Ein Raunen ging durch die Zuhörerschaft, das hatte man gerade am Tag zuvor im Propaganda-Spielfilm vor Augen geführt bekommen. Natürlich wehrte sich der Referent gegen das nun aufkommende Dammbruch-Argument. Aber auch hier meine ich, daß er sich schon längst in den Strudeln der Überspülungen bewegte.

Gerade die Multiple Sklerose stellt ein unpassendes Beispiel dar. Oft zieht sich der Krankheitsverlauf über vierzig und mehr Jahre hin, oder es kommt zu einem frühzeitigen Stillstand mit langjährigen Besserungen. Dabei müssen die Patienten ganz und gar nicht verzweifelt sein, sondern können bisweilen ein weitgehend »normales« Leben führen oder können auch in ihrem »unnormalen« Leben glücklich sein. Die Tatsache, daß die Entmarkungen im Gehirn bei dieser Krankheit so lokalisiert sein können, daß die Patienten sogar weit euphorischer sein können als Normalpersonen, müssen Glücks-Utilitaristen mit in den Blick nehmen. Und was ist, wenn solch ein Multiple-Sklerose-Patient nun wegen einem ganz »gewöhnlichen« Liebeskummer oder Schicksalsschlag, der auch jedem anderen hätte zustoßen können, Selbstmordabsichten entwickelt? Soll man dem eher stattgeben als bei anderen Menschen? Hier stimmt etwas in der Logik des Rückgriffs auf zwei Kriterien nicht. Die Benutzung von zwei Begründungen für die Gestattung der aktiven Sterbehilfe stellt für viele Fälle eine Konfusion statt eine Absicherung dar. Die Einführung einer aktiven Euthanasie, wie sie von Hoerster gefordert wird, hätte unübersehbare und katastrophale Folgen für die menschliche Interaktion und Kommunikation. Die gesetzlich verankerte Möglichkeit der Euthanasie wäre sehr schnell semiotisch und emotional besetzt und könnte als Mittel des verzweifelten Hilferufs von denen eingesetzt werden, die gar nicht von vielleicht vorhandenen Schmerzen erlöst werden möchten, sondern die sich alleingelassen vorkommen. Statt die Sterbehilfe aktiv zu gestalten, sollte man sich daher mehr um caritative Zuwendung bemühen. Jemand, der gar nicht sterben will, sondern den Sterbewunsch als Kommunikationszeichen einsetzt, sollte alle unsere Fürsorge erfahren und nicht – wie Hoerster es will – exekutiert werden.

Autonomie muß hinterfragt werden, nicht weil man die Äußerungen eines anderen unrespektiert lassen darf, sondern weil sie auf ihren wahren Symbolgehalt hin geprüft werden müssen. Das Unbewußte besitzt oft zahlreiche andere Impulse als es die rationalistische Konzeption des autonomen Subjekts wahrhaben möchte. Die auf Fürsorge für den Patienten ausgerichtete und als »paternalistisch« kritisierte traditionelle Medizinische Ethik kann ihre Prinzipien nicht an den alleinigen Autonomie-Gedanken abgeben, da sonst die psychisch Leidenden falsch interpretiert werden könnten – und zwar nicht erst, wenn man von ihrer »Unmündigkeit« ausgeht. *In dem Maße allerdings, wie die Gesellschaft an Caritas verliert, wird der Wunsch nach einem »autonomen« Sterben lauter werden.* Es genügt auch hier nicht, gewisse Positionen des Rationalismus, Utilitarismus oder was auch immer zu kritisieren. Man muß sehen, daß sie Ausdruck vielleicht auch eines Defizits an Liebe bei uns selbst sind. Hier wären tiefergehende Selbstprüfungen angebracht. Aber auch bei den Befürwortern der aktiven Sterbehilfe sind Hinterfragungen erforderlich. Als Argument für die aktive Sterbehilfe führen sie oft an, daß dem unerträglichen Leiden ein Ende gemacht werden müsse. Utilitaristen begründen das mit der Glücksmaximierung und Schmerzminimierung, – daß dabei auch Personen minimiert werden, spielt für sie keine Rolle. Nach dem Motto »Operation geglückt, Patient tot« wird die Schmerzbeseitigung auch als Erfolg gewertet, wenn dabei das schmerzerfahrende Subjekt mit vernichtet wird.

Die krude Denkweise ist durch die Beiziehung des Autonomie-Prinzips nicht gemindert. Es wäre wünschenswert, daß bei der Diskussion um die aktive Sterbehilfe nicht nur auf die parallele rechtliche Erlaubtheit geschaut wird. Bevor man hier nach dem Analogie-Prinzip neue Paragraphen zuläßt, sollte man sich die Realität des Sterbens anschauen. Ich möchte die Wirklichkeitsbeschreibung der Euthanasie-Befürworter nicht umkehren, aber etwas pointiert könnte man durchaus sagen, daß Menschen angesichts des Todes bisweilen glücklicher sind als Normalpersonen. Dies hat sich in den Forschungen zur Psychologie des Sterbens gezeigt. Etwas übertrieben könnte man sogar sagen, daß die Moribunden in der modernen Medizin wegen der exzellenten Morphium-Mittel nicht nur keine Schmerzen ertragen müssen, sondern sogar einen priviligierten Zugang zum »Glückserleben« aufweisen. Die Behandlung von Schmerzen ist beim Sterbenden weniger problematisch als beim chronischen Patienten, von dessen Problemen sich die Angst vor den Schmerzen im letzten Krankheitslager oft unnötigerweise herleitet. Beim Sterbenden muß der Arzt sich nicht die Zurückhaltung gegenüber Morphium-Präparaten auferlegen, wie dies bei einem ansonsten weitgehend Gesunden der Fall ist, der süchtig werden könnte. Mir scheint, daß der Wunsch nach aktiver Sterbehilfe im rationalistisch-utilitaristischen Weltbild ein Kunstprodukt eben dieses Weltbildes ist. Wer das Ich und nicht Gott zur Mitte der Welt nimmt, wird den Tod als Niederlage der Ichbezogenheit erleben, welcher der heroische Trotz im aktiven oder staatlich durchgeführten Suizid entgegengesetzt werden soll. Die Ärzte, die ausgezogen sind, nicht Kranke, sondern Krankheiten zu bekämpfen, sollten sich dafür nicht hergeben. Tiefenpsychologisch erscheinen die sich auf Autonomie berufenden Sterbehilfe-Anhänger am Ende doch als in einen Paternalismus verstrickt. Um den Tod zu geben, erscheint die Vaterfigur des Arztes gerade noch als angemessen. Die Wiedereinführung des Henkers in der Person eines Exekutions-Arztes wäre das Ende der caritativen Gesellschaft.

8. Gehirn, Seele, Personalität und Auferstehung

Was heißt Person?

Die Würde des Menschen als unantastbar anzusehen stellt eine unverzichtbare Errungenschaft neuzeitlicher Ethik dar. Die Anerkennung der Menschenrechte greift Raum. Doch wer ist der Mensch? Wer ist ein Mensch? Wer hat das Menschenrecht auf Menschsein? Wenn auch die rassischen Ausschlußkriterien für das Recht auf Menschsein in den letzten zweihundert Jahren drastisch zurückgenommen wurden, so bleibt die Frage für Lebensanfang und Lebensende weiter aktuell und wird sogar noch dringlicher.

Die Begründung für die Würde des Menschen wird seit Kant vor allem darin gesehen, daß er sich selber ein Sittengesetz auferlegen, also autonom sittlich sein kann. Das Bundesverfassungsgericht hat in großer Weisheit eine Einschränkung formuliert und betont, daß es zur Anerkennung der menschlichen Würde nicht einmal erforderlich sei, daß sich der Betreffende seiner Würde bewußt ist. Auf diese Weise kommen der gedächtnisarme Alzheimer-Patient, der durch Virenbefall im Gehirn Debilisierte und der nach Auffahrunfall Schädel-Hirn-Verletzte so in den Schutz der Menschenwürde, wie es auch dem Empfinden nahezu aller Bürger entspricht. Das am Beispiel eines sich zu sittlichen Prinzipien selbst aufschwingenden Philosophen herausgearbeitete Autonomie-Konzept bedarf also einiger Zusätze, wenn es nicht Gefahr laufen will, viele Grenzfälle des Lebens für unser caritatives und humanitäres Empfinden nur unzureichend abzudecken.

Die Verführung, die rationalen Methoden der Zuschreibung von Menschsein selber zur Bestimmung des Seinshorizontes des Menschen anzusetzen, entspricht unseren Neigungen zur Vereinfachung und ist selbstverständlicherweise groß. Auch der neuzeitliche Ontologie-Verzicht mit Bestehen auf der Prozessualität der den Menschen kennzeichnenden Rationalität und Diskursivität schützt jedoch nicht vor der Ausweisung der geistig Behinderten aus unserer Kommunikationsgemeinschaft. Die Einschränkung des Autonomie-Konzeptes auf den Verfahrensbereich ethischer Entscheidungen läßt ein Vakuum bei der Frage offen, welche biologischen Systeme denn für diese Prozedur in Frage kommen, so daß die Frage nach dem biologischen Korrelat, dem die Würde zugesprochen werden soll, höchst dringlich ist.

Jeder, der mit Behinderten und Hirnverletzten umgeht, weiß, daß es in vielen Fällen nicht möglich ist, die Attribution von Freiheit dadurch zu retten, daß man die Freiheit als Möglichkeit der Selbstbejahung der Behinderung, gleichsam als Bestimmung der Bestimmtheit einführt. In vielen Fällen ist nicht einmal dieses Selbstverhältnis möglich, da auch die Reflexion über die Behinderung behindert sein kann. Die alleinige Orientierung an der Autonomie bei der Zuschreibung von Menschenwürde könnte Menschen töten. Dies kann am Beispiel der Diskussion um den Teilhirntod verdeutlicht werden. Man ist vor 20 Jahren mit sehr gutem und ethisch voll gerechtfertigtem Grund von den Herz-Kreislauf-Kriterien des Todes (Zuordnung der Seele zum gesamten Leib) zu den Hirntodkriterien übergegangen. Diese sollen jetzt mit dem Argument eingeschränkt werden, daß die für die Personalität entscheidenden kognitiven Hirnfunktionen nur im Großhirn lokalisiert sind. Würde man sich auf derartige »Teilhirntod«-Kriterien einlassen, so könnte man nicht nur so paradoxe Phänomene wie atmende Leichname gewahren, sondern stünde auch in der Gefahr, Wesen mit unterschiedlichem Ausfall geistiger Hirnfunktion für tot zu erklären. De facto wurden 1980 in Münster bei einem atmenden Neugeborenen die Nieren zu Spenderzwecken entfernt, und das Wesen dann getötet, weil es aufgrund des fehlenden Großhirns bereits für »tot« erklärt worden war. Man hat verlernt, den Leib als beseelt zu verstehen, ja noch mehr, man hat vor der Seele gar keinen Respekt mehr, sondern nur noch vor den kognitiven Hirnfunktionen, mit denen jeder seinen argumentativen Überlebenskampf sichern will.

Nichts wäre verkehrter, als nun das Autonomie-Konzept wegen der angesichts der Grenzfälle des Menschseins auftretenden Schwierigkeiten fallen zu lassen. Vielmehr muß versucht werden, das zu wahren, was mit ihm gewonnen werden konnte. Es müssen aber auch die

Grenzen gesehen werden, damit dieses Prinzip nicht dort Schaden tut, wo man mit Konzepten von Personalität besser fahren kann.

Es genügt nicht, den Menschen als frei in dem Entschluß zur Freiheit des Anderen zu charakterisieren, wenn der Andere aufgrund seiner fehlenden Rationalität bzw. kognitiven Vermögen aus dem Reziprozitätsschema neuzeitlicher Ethik herausfällt. Hier gilt es, sich an den Aufforderungscharakter von Matth. 25,35 zu erinnern, wenn instrumentelle Vernunft und analytische Rationalität nicht eine fatale Liason eingehen sollen. Dort wird gezeigt, wie im Durstenden nicht nur das Spiegelbild meiner, sondern der Herr selbst aufscheint, eine wahrhaft trinitarische Entfaltung der Bezüge, in die der Mensch hineingegeben ist. Die Objektivität suchende Wissenschaft würde diese Bezüge kappen und – etwas überspitzt gesagt – in der Gefahr stehen, die Standardabweichungen der Wasserkonzentration im Körper des Dürstenden zu bestimmen, um zu entscheiden, ob er überhaupt zur Spezies Mensch gehört und einer Hilfsaktion teilhaftig werden soll. Die von Christus gezeigte Ergänzungsethik ist mit den Mitteln eines nur am Ich und dessen Spiegelbild orientierten Rationalismus noch nicht konstruiert worden, was mit dem reichen Traditionsfundus trinitarischen Denkens auch besser gelingen dürfte, insbesondere wenn es auch als der Aufhebungs- und Bewahrungsort des Autonomie-Konzeptes erkannt und bereitet wird.

Eine Orientierung an diesem Fundus könnte das Erstaunliche mancher Ergebnisse der Hirnforschung mildern, das sonst zu leicht in verfälschenden Interpretationen beiseite geschoben wird. Es wird noch einige Zeit dauern, bis man sich die Erkenntnis der Hirnforschung, daß das cartesianische Verfahren der Bestimmung von Personalität und Individualität unzureichend ist, gegen eine dreihundertjährige Tradition zueigen machen wird. Die Rückbesinnung auf umfassendere Personalitätskonzepte, welche bei der Attribution von Menschenwürde auch weniger restriktiv sein müßten, kann helfen, die natürliche Abwehr gegen diese Einsicht zu mindern. Die »Split brain Operation«, bei denen die beiden Großhirnhälften zur Epilepsiebehandlung voneinander getrennt werden (die Krampfentladungen bleiben dann auf eine Hirnhälfte beschränkt) haben gezeigt, daß das »Cogito ergo sum« in beiden Hirnhälften prinzipiell gleichzeitig ablaufen kann. Hätte Descartes an einem Schmetterlingsgliom des die Hirnhälfte verbindenen Balkens gelitten, so hätte er mit diesem Verfahren seine zweifache Individualität bewiesen, angemessen für eine Amöbe, aber wohl kaum für einen Menschen.

Diese Verdoppelung des transzendentalen Egos kann sich auch empirisch ausgestalten. So lassen sich Fälle beobachten, bei denen die rechte Hirnhälfte »Rennfahrer« und die linke »Verwaltungsbeamter« als Berufswunsch angibt. Diese Differenzen sind nun nicht einfach der Materialität des Gehirns anzulasten, sondern hängen von Einheit, Abspaltung und Verdrängung im Lebensverlauf ab. Das als biographisches System zu verstehende Gehirn ist der Ort, an dem Moral und Physik einander treffen. Den Selbstand kann das »Ich denke, also bin ich« nicht gewähren, auch wenn der Anklang an das »Ich bin, der ich bin« manch einen dazu verführen möchte. Das »fundamentum inconcussum« ist ohne die Botschaft vom Menschen als Abbild Gottes nicht zu gewinnen. Aus der egologischen Position heraus wird nicht nur das Leib-Seele-Verständnis, sondern die Seele selber mißverstanden. Leib und Seele stehen nicht einfach in einem einseitigen Besitzverhältnis. Nicht das Ich und sein Gehirn, sondern auch das Du und mein Gehirn stehen zueinander in Beziehung. Die zwischen Ich, Du und Gott aufgespannte Seele nur vom Ich her in Bezug zum Körper zu sehen, kommt der Einführung materialistischer Kategorien in den Seelenbereich gleich. Dieser Perspektivverengung, die man als Sturz der Engel in die Körperindividualität bezeichnen könnte, muß durch Weitung des Blicks in die gleichsam trinitarische Dimension entgegengearbeitet werden, welche den Autonomie-Gedanken aufhebt und aufbewahrt wie Einsteins Physik die Newtonsche. Die Unendlichkeit des Menschen kann nicht ohne weiteres in dem mathematischen Punkt gerettet werden, den Leibniz als Zeichen der Seele in einer physikalischen Welt sah. Der Punkt, aus tiefenpsychologischer Sicht ein eklatantes Symbol seelischer Regression, bedarf der Ausfaltung. Er muß sich in die Unendlichkeit entfalten, die auch den Anderen als Ebenbild Gottes in sich hineinnehmen kann, so daß, wenn das einfache Reziprozitätsschema in den Grenzfällen des Lebens zerbricht, Würde unweigerlich zugeschrieben werden muß.

Die trinitarische Seele

Die gegenwärtige Hirnforschung hat zwar das Thema Seele wieder entdeckt, zeigte sich bisher aber nicht in der Lage, den trinitarischen Charakter der menschlichen Seele herauszustellen. Stattdessen wurde die Seele aus der cartesianischen Tradition heraus egologisch als ein Teil eines dualistischen Systems gedeutet, in dem sie, als Ich genommen, sich in ein Besitzverhältnis zu ihrem Gehirn zu setzen trachtet. »Das Ich und sein Gehirn« ist in diesem Sinne nicht nur charakteristisch für die Tradition der von Plato ausgehenden Rosselenker-Metapher, derzufolge die Seele gegenüber dem Leib als Rosselenker auftritt, und die verwandte Steuermanns-Metapher, welche Grundlage für die in der Hirnforschung bedeutsame Kybernetik wurde. Die Wendung »Das Ich und *sein* Gehirn« bringt mit ihrem Possessivpronomen ein Besitzverhältnis zum Ausdruck, das in der Gefahr steht, eine Exklusivität gegenüber anderen möglichen Teilhabern mitdenken zu lassen. Gehört mein Gehirn nur mir oder vielleicht auch einem Anderen oder gar *Ihm?* Die Hirnforschung macht deutlich, daß auch der Andere, so wie er mir erscheint, sein Korrelat in den Hirnprozessen findet, ja auch religiöse Vorstellungen eine Abbildung auf cerebrale Vorgänge erfahren können. Sie formen und bilden den Verlauf der Hirnfunktionen, die nicht unter meiner Herrschaft allein stehen. Der Andere, der meiner Seele erscheint, nährt sich in dem Raum, den mein Gehirn ihm zur Verfügung zu stellen gar nicht vermeiden kann, um dann aber nur um so mehr die Herrschaft über das Organ, welches den Ort der Gegenwärtigung freigibt, zu verlieren. Die Kraft des Unbewußten ist uns heute wohlbekannt, wenn auch dessen abgeleiteter Charakter gegenüber dem Umgang mit dem Anderen nur selten genügend herausgearbeitet wird. Nur wenige analytische Richtungen setzen das Unbewußte mit den Worten der Anderen gleich. Wenn sie das jedoch tun, wie z.B. Jacques Lacan, dann schneidet der Andere zumeist nicht gut ab: »Die Hölle, das sind die Anderen.« (Jean-Paul Sartre)

Die Hirnforschung hat den tiefen inneren Zusammenhang des Gehirns erahnen lassen, das eine höchst komplexe Verknüpfungsmannigfaltigkeit seiner zehn Billionen Neuronen aufweist, die derart innig ist, daß eine Abspaltung wirkender Momente nur mit einer erheblichen Einschränkung der Dynamik erkauft werden kann. Willentliche Auslöschung von Inhalten ist gänzlich unmöglich. Der Haß kann den Gegner, der sich in meiner Seele und damit auch in meinem Gehirn breit gemacht hat, nicht vernichten, sondern nur zu einer Störung der ihn tragenden Hirnstrukturen führen. Der Versuch, einen Riß zwischen mir und den Anderen zu erzeugen, wird sich normalerweise an meiner anatomischen Außengrenze orientieren, trifft aber doch das Innerste meines Leibes, da die Außenwelt immer auch Innenwelt meines die Seele abbildenden Gehirns ist. Bei dem Versuch, das Messer durch die Luft zwischen mir und dem Anderen zu führen, schneide ich zwingend in mein eigenes Fleisch, in das des Schädelinnenraums nämlich. Die Philosophie des Idealismus, Fichtes zumal, hatte versucht, den Anderen als Objekt der Abarbeitung des Ich zu nehmen, was nicht nur zu dessen erheblicher Beeinträchtigung führen kann, sondern, da es auch bei größtem Einsatz nicht gelingen kann, den Anderen zu tilgen, auch die Gefahr der Paranoia für das Ego in sich birgt. Je mehr das Ich den Anderen im Seelenleben zu beseitigen trachtet, um so mehr muß es ihn fürchten. In ein geregeltes Verhältnis zum Anderen können wir nur gelangen, wenn wir es als unter dem Gesetze Gottes stehend betrachten und den Anderen nicht nur als die Spiegelung unserer selbst ansehen. Ein vernunftgeleitetes Selbstspiegelungsschema reicht nicht hin, um die Asymmetrie, die zwischen mir und dem Anderen hinsichtlich meiner leiblichen Bedürfnisse besteht, auszugleichen. Das Brot zu teilen, kann allein aus Vernunftprinzipien schwer sein, wenn der Hunger die seelische Realisation der Vernunft mindert. Die Gegenwart Gottes jedoch ist nicht von der Aktualisierung der Vernunft abhängig, welche zur Vergegenwärtigung eines abstrakten Reziprozitätsschemas erforderlich ist. Christus allein, der sich unter den hungernden und dürstenden Brüdern zeigt (Mt 25,40), hat die Ungleichheit, die im Spiegelbildschema versteckt ist, aufgehoben. Indem er seinen Leib zum Verzehr hingibt, wird das Schema des Anderen, der in der modernen Philosophie bisweilen als Geißel erscheint, mit dem Göttlichen erfüllt, das wir egologisch gar nicht mehr zurückholen können. Gott und dem hungernden Christusbruder eröffnet sich ein Liebesraum, welcher die Seele durchaus als Abbild des Trinitarischen erscheinen läßt.

Wir halten die Entfaltung einer trinitarischen Seelenlehre auch unter den Bedingungen gegenwärtiger, teilweise positivistisch ausgerichteter Wissenschaften für möglich. Das Verständnis der menschlichen Seele darf nicht von einer Psychologie geprägt werden, welche ihre Testmethoden aufgrund des Mißtrauens gegenüber möglicherweise subversiven Stellenbewerbern entworfen hat, und auch nicht allein von einer Hirnforschung, welche die Willkürmotorik als ihr zentrales Paradigma mentaler Leistungen ansieht. Weder die psychometrische Auflösung der Seele noch ihre Installierung zum bloßen Kybernetiker des eigenen Körpers werden dem gerecht, was die Seele sein kann: Ort der Wahrheit.

Die moderne Psychologie des Bewußtseins gibt keine Hinweise darauf, wie Bewußtsein gefördert und vor Spaltung, wie die Seele vor Verkümmerung bewahrt werden könnte. Auch mit der Besitzmetapher ist hier anders als in juristisch zu regelnden Dingen der Welt nicht viel auszurichten. Auf meine Seele und mein Gehirn hat, was seine Repräsentationsfunktion angeht, immer schon ein Anderer Anspruch. Besonders die Deutung des Menschen vom Gehirn her bringt die Gefahr des Verfalls in eine Perspektive der Endlichkeit, in welcher die Unendlichkeit der Seele in ihr Verkehrtes gewendet wird. Dieser Perspektivverlust ist allerdings nicht erst mit der modernen Hirnforschung aufgekommen, sondern ist bereits mit dem klassischen physikalisch-naturwissenschaftlichen Weltbild mitgeliefert worden. Für Leibniz war der Punkt die letzte Möglichkeit, die Infinitheit der Seele noch im mathematisch orientierten Weltbild der Naturwissenschaft zu denken. Gegen dieses Übriglassen einer Leerstelle für die Seele in einem ihr nicht gemäßen Bezugssystem ist nichts einzuwenden. Problematisch wird es nur, wenn dieses System der alleinige Bezug bleibt. Dann gerät der Punkt unversehens zu einer Gestalt, die psychoanalytisch nur noch als Regressionsform des Ich gedeutet werden kann. Der zentrale Gedanke zur Deutung des Menschen, daß der Leib die liebende Zurücknahme der eigenen Unendlichkeit ist, um dem Anderen begegnen zu können, ist aber besonders heute bei der zunehmenden Abbildbarkeit seelischer Vorgänge auf Hirnprozesse gefährdet. Das dem direkten Zugriff der Naturwissenschaft ausgesetzte Gehirn ist sicherlich ein Zeichen der Verendlichung, die wir hinter dem Anlitz eines Menschen normalerweise nicht vermuten. Dieser Verendlichung können wir jedoch nicht mit einer todverdrängenden Beschwörung des Geistes begegnen, wie sie z.B. der Deutsche Idealismus teilweise versucht hatte, sondern nur in der Bejahung von Tod und Geist gleichermaßen. Wer das Prinzip des Lebens in seinem eigenen Ich festmachen will, ist nahe daran, den Anderen zu töten, bevor er die Hand erhebt, und sich selber auf ein Schrumpf-Ich zu reduzieren, das sich sodann dem Nichts gegenübersieht. Hier ist es wichtig zu wissen, daß man erst verlieren wollen muß, um zu gewinnen. Dennoch geben vielfältige Besitzmetaphern Kunde von den anhaltenden Versuchen, der Welt den Stempel des Ich aufzudrücken. Das Gehirn als Besitz des Ich zu betrachten, erscheint dadurch nur als eine der Techniken, das Du von meinem Gehirn und meiner Seele auszuschließen. Die Neuropsychologie hat zeigen können, daß körperlich-seelisches Identitätsverständnis sich auch in einem problematischen Sinne nicht an die Grenzen der Anatomie hält. Die eigene Kleidung, das mich umgebende Auto werden oft auch zum Ich gerechnet. Insbesondere das Auto – schon sprachlich eine Parodie auf das Selbst – wird beim Fahren oft als ein sensomotorischer Teil meiner selbst empfunden. Die Kategorie des Selbst kann in der Tat inflationär werden, man möge dabei nicht nur an die »Selbst«-Ermächtigung der modernen Tiefenpsychologie denken, welche unter der Leitidee, alles sei Psyche, eine Selbstverwirklichung empfiehlt, die faktisch dann doch den Anderen ausschließt. Immer noch kennen zu viele, die da sagen, ich möchte jetzt mein Leben leben, die Warnung nicht, daß sie damit nur eine Regression ansteuern, wenn sie nicht den Anderen dabei mitnehmen.

Identifikationen

Bezeichnenderweise geschehen die Abstürze des Menschen, welcher ohne den Anderen haltlos ist, häufig genug durch einen begleitenden Reflexionsakt, den es nicht zurücknehmen, sondern in seinem trinitarischen Gesamtbezug in die Bewahrung zu führen gilt. Als Beispiel hierfür mag die anthropologische Wende im 19. Jahrhundert genommen werden, welche bei Feuerbach in dem Satz gipfelte: »*Die Trinität war das höchste Mysterium, der Zentralpunkt der absoluten Philosophie und Religion.* Aber das Geheimnis derselben ist … das Geheimnis des *gemeinschaftlichen, gesellschaftlichen Lebens* – das Geheimnis der *Not-*

wendigkeit des Du für das Ich … Das höchste und letzte Prinzip der Philosophie ist daher die *Einheit des Menschen mit dem Menschen.*« Hier werden Mensch und Gesellschaft nicht einfach als Abbild des Trinitarischen genommen, sondern dieses wird mit der anthropologisch-sozialen Situation identifiziert, ein Verfahren, das, da es weder die Spannweite des Kreuzes noch die des Trinitarischen selbst bewahrt, nur zu weiteren Fehlidentifikationen führen kann und auch geführt hat. Engels bezieht sich auf den zitierten Satz und spricht von seinem Inhalt als einer »mysteriösen Form der ›Einheit von Ich und Du‹« und fährt fort: »Diese Phrase wäre gar nicht möglich, wenn Feuerbach nicht an den Geschlechtsakt, den Gattungsakt, die Gemeinschaft von Ich und Du katexochen gedacht hätte.« Die fehlerhafte Logik der Identifikation ist hier offenkundig, wenn auch nicht immer in der Form des Urteils präsentiert. Es sind immer wieder gleiche Denkfehler angesichts von Einheit und Dreifaltigkeit. Nicht nur das pantheistische Mißverständnis, welches die anthropologische Wende geradezu herausfordert, droht hier, sondern auch die Identifikation einer oder zweier der Momente des trinitarischen Abbildes mit ihrer Einheit durch ein Generalisierungsurteil derart, daß man meinen könnte, die Trinität vermöge sich in einer Zweierbeziehung zu erschöpfen, welche allein als Zweierbeziehung bedacht ist. Die anthropologische Wendung ruiniert das abbildlich Trinitarische gerade zu dem Dualismus, den es zu übersteigen gilt. Die vorschnelle Identifikation der Zweierbeziehung mit der Liebe läuft Gefahr, wenn der sakramentale Charakter der Ehe und erst recht, wenn die Besonderheit der Liebe Gottes nicht gesehen werden, einen Liebesbegriff zu verwenden, der die anatomische Perspektive herausfordert, welche die Verendlichung des Menschen dingfest zu machen so überaus geeignet ist. In der nicht sakramental in die Unendlichkeit hineingegebenen Körperlichkeit stoßen sich wieder die Dinge, und die »Einheit des Menschen mit dem Menschen« zerfällt zu dem, wohin alle Anmaßung führt, zur Maßlosigkeit der schlechten Unendlichkeit des sich im Endlichen immer wieder Bestätigenwollens. Augustinus erwies sich als maßvoll, als er die menschliche Gemeinschaft nicht als Bild der Trinität nehmen wollte, da sie zu sehr vom Streit geprägt sei und die Einheit zu wenig widerspiegele. Die Einheit der Liebe liegt in der Seele und in der Zweierbeziehung nur, wenn diese auch als seelisch gedacht wird. Seele schließt den Anderen ein, aber Zweierbeziehung primär zu denken, riskiert die Exklusion der Liebe. Feuerbach wird die leibliche Wendung nicht nur mitgedacht haben. Er hat sie in der anthropologischen Wendung vollzogen. Die Wendung ist ein Absturz, dessen Möglichkeit nicht an bestimmte politische Systeme gebunden ist. Die falsche intentionale Bestimmung der Liebe durch das, was nur einen Teil ihrer Extension ausmacht, ja eher eine Verzerrung ihrer selbst ist, stellt kein rein logisches Problem dar, dessen Fehler man mit analytischen Mitteln ausräumen könnte. Nur das Gebet kann den Seelenraum vor der Verengung bewahren, die soweit gehen kann, daß der Geist möglicherweise nicht mehr in ihm einwohnen möchte. Die Trinität ist keine Anleitung zur Konstruktion von Seele oder menschlicher Gemeinschaft, sondern die Kraft, die ihr Leben gibt.

Das Geheimnis des Trinitarischen liegt gerade darin, daß die Drei eines sind, ohne daß ein Teilmoment zur Bestimmung ihrer Ganzheit herangezogen werden könnte, wie man es bei einer leeren Identitätsrelation so gerne tut. Da Trinität über den formallogischen Aspekt hinaus einen die Seele entfaltenden hat, ist der Versuch, angesichts der Tiefe des Geheimnisses lediglich zu konstatieren, daß »etwas« ist, ebenso fehlerhaft wie die Benutzung von Bildern sensualistischer Herkunft. Nur »sein« zu sagen, kann anders als der Zugang auf die Sinne zwar offenhalten, vermag aber die Gefahr des Vernichtungsgefühls ebensowenig zu bannen, wie das Insistieren auf dem eigenen Ego. Das Trinitarische kann auf vielfache Weise verfehlt werden oder unvollständig zum Ausdruck kommen. Es kann nicht genügen, das egologische, soziologische, pantheistische, sexualistische, anthropologische und ontologische Mißverständnis jeweils nur beiseite zu räumen, sondern es sollen im Glauben jene Seelenkräfte zur Erweiterung, Überhöhung, Bescheidung, Heiligung, zur Annäherung an Gott und zum Bezug ins Wort gebracht werden, die in den Fehldeutungen je einseitig angesprochen wurden.

Ein Gedankenexperiment

Die Hirnforschung läuft Gefahr, den vielen Vereinseitigungen beim Verständnis der trinitarischen Seele eine weitere hinzuzufügen. Aus ihrem jeweils aktuellen Stand können noch andere Paradigmen als das voluntaristische und das possessionistische in den Vordergrund gedrängt werden. Sie kann aber auch Hinweise zum besseren Verständnis des Menschen liefern, die zeitweise verschüttet gewesen sein mögen. Das Gehirn ist zum zentralen Bezugspunkt für Versuche geworden, das Selbstverständnis des Menschen unter Berücksichtigung naturwissenschaftlicher Forschungen zu formulieren. Fast ohne weltanschauliche Erschütterung wurde das Leib-Seele-Problem in der Medizin streckenweise in ein Hirn-Seele-Problem transformiert und an die Stelle des Todes des Menschen der Hirntod gesetzt. Was bedeutet das für unseren Glauben? Ist aus der leiblichen Auferstehung eine Auferstehung des Gehirns geworden? Müssen wir statt vom verklärten Leib jetzt vom verklärten Gehirn sprechen? Versuchen wir einmal, in der Frage einen ernsthaften Sinn zu sehen und, gleichsam in einem Gedankenexperiment, ohne die Auferstehung des Leibes aus dem Blick zu verlieren, zu überlegen, was Auferstehung für das Gehirn als Zuordnungsbereich der Seele bedeutet. Mit dieser Frage wird an ältere Fragen nach Identität und Wandel der Person in der Auferstehung angeknüpft, allerdings unter Berücksichtigung des vertieften Verständnisses unseres Gehirns. Sicherlich ist solch eine Frage vermessen, wenn sie so angesetzt würde, als ob die Struktur der Unsterblichkeit oder die Verhältnisse nach der Auferstehung damit objektiv geklärt werden könnten. Es kann unserer Hoffnung und unseren Gedanken aber Nahrung gegeben und der Glaube in eine Intensität gebracht werden, die sich das unter ganz anderen Hinsichten erzeugte und erworbene Wissen der technisch ausgerichteten Wissenschaften anzuverwandeln gestattet. Fragen wir also radikal. Braucht der Mensch noch sein ganzes Gehirn, wenn er auferstanden ist? Oder könnte er auf jene Hirnzentren verzichten, welche der vegetativen Körperregulation, insbesondere der geschlechtlichen dienen? Wird dieses Gehirn noch einen Mandelkern aufweisen, welcher bei der Auslösung aggressiver Verhaltensmuster eine große Rolle spielt? Wird der Hippocampus, welcher bei der Aufnahme neuer Informationen unverzichtbar ist, noch benötigt werden? Benötigen wir die Steuerungszentren für die Fortbewegung und die Zentren für die Sinneswahrnehmung? Wird ein Sprachzentrum noch erforderlich sein, wenn wir uns in der *visio beatifica* erfüllen? Werden die Nervenzellen noch alle Informationen beherbergen, mit denen sie in unserem früheren Leben gefüllt wurden? Es ist sicherlich nicht möglich, aus den gleichnishaften Bildern des Himmelreiches, welche uns zur Verfügung stehen, die Nichtnotwendigkeit gewisser Hirnzentren abzuleiten. Denken wir an das Bild des Hochzeitmahles, so wird von diesem kaum eine unserer Funktionen unangesprochen bleiben. Das gleiche gilt von der Schau des Angesichts Gottes. Wir werden derart davon erfaßt sein, daß es völlig unzureichend und abwegig wäre, dies als eine Funktion visueller Hirnzentren (oder auch Seelenkräfte) charakterisieren zu wollen. Anders steht es mit der Sünde, welche das göttliche Prinzip der Seele an der Entfaltung seiner vollen Wirkmacht hinderte. Das Nervensystem hat sich in diesem Leben diverse Stimuli beigeholt, statt aus der Kraft des Glaubens zu leben. Funktionen, die wir unter künstlicher Aufpeitschung unserer Energien durchgeführt haben, mit kleinen und großen Süchten, könnten ersterben, wenn sie der Stimulanzien entbehren müssen. Sollte nur das verbleiben, was sich immer schon dem göttlichen Prinzip zur Verfügung gestellt hatte?

Sicherlich hatte Leibniz eine interessante Perspektive entworfen, als er darauf hinwies, daß unsere Identität bewahrt sein sollte, wenn wir den Richterspruch Gottes entgegennehmen werden, damit eine Schuldzuweisung überhaupt Sinn macht. Das Urteil könnte aber gerade darin bestehen, daß wir alles das von unserer Personalität im Feuer verlieren, was nicht aus dem Prinzip Gottes heraus gelebt war, es sei denn, dieses liebende Prinzip läßt seine Gnade auch über das Urteil hinaus wirken. Das Ich, welches sich nicht krampfhaft selber perpetuieren will, sondern sich an Gott verschenkt, wird auch von ihm bewahrt werden, derart, daß man fast die Formulierung wagen könnte, daß man dafür, daß man seine Person hingibt, ins Paradies eingehen darf. Auf dieser Ausdrucksweise, die einer bestimmten mystischen Erfahrungsweise angemessen erscheint, wollen wir nicht beharren. Sie kann zu leicht zu Mißverständnissen führen. Sie kennzeichnet jedoch den einen Pol zweier Extreme, von denen wir oft zu schnell nur den anderen einnehmen, wenn wir meinen, zur Unsterblichkeit müsse die Bewahrung aller Gedächtnisinhalte und Informationen des gelebten Lebens gehören, da sonst die Identität der Person nicht gegeben sei. Hier sind wir vielleicht doch zu sehr den Konzeptionen des letztlich auf Leibniz zurückgehenden Informationszeitalters aufgesessen. Habe ich wirklich nichts davon, wenn ich – wie Leibniz anführt – in meinem nächsten Leben Kaiser von China werde, wenn ich mich nicht an mein früheres Leben erinnern kann? Sind wir nicht mehr in der Lage, Personalität unabhängig von den Informationsinhalten zu denken? Ich denke, daß es möglich ist, die unverwechselbare Individualität, den Wesenskern der Person, unabhängig von den gespeicherten Informationen in den Blick zu nehmen. Gerade hier kommt es darauf an, solange wir die Immortalität des Computers nicht zum Thema machen wollen und den Blick für die Einzigkeit des Menschen bewahren können, die auch bei jeder genetischen Identität und Gleichheit der sozialen Konstellation gegeben wäre. Die Einzigkeit der Seele, die jenseits aller Differenzen der Informationen und des Seienden liegt, mag im staunenden Überstieg über die Unterscheidungen zunächst als Sein bezeichnet werden. Das aber kann die trinitarische Entfaltungsmöglichkeit, die sich hinter dieser Zugangsweise eher verbirgt, nicht zum Ausdruck bringen. Die Einheit von Seele, Gehirn und Leib ist etwas, das in seiner Tiefe mit kaum mehr als dem »es ist« bezeichnet werden kann. Aber es ist zum Ort für ein anderes, für Gott zu sein. Der Leib ist der Tempel Gottes, und die Seele beherrscht ihn nur, wenn sie Gott einwohnen läßt. Es ist Zeit, eine Hirntheorie zu schreiben, welche als Tempeldienst verstanden werden kann.

9. Wege zu einer trinitarischen Ethik

Das Ende der Neuzeit

Die Ethik Peter Singers, wiewohl von wesentlichen Bewegungen der Neuzeit geprägt, gerät in eine seltsame Deckungsgleichheit mit menschenverachtenden Weltbildern. Sie vollendet und beendet das Denken der Neuzeit, indem sie dessen Grenzen unmittelbar und mittelbar vor Augen führt.

Man kann ausgehen von einem a) Ende der Nur-Egologie, b) Ende des Nur-Reziprozitätsdenkens, c) Ende des Nur-Rationalismus, d) Ende des Nur-Interaktionismus, e) Ende der nur-kommunikativen Ethik.

a) Das Ende der Egologie

Die Position, daß das Ich sicherer als der Andere sei, ist erkenntnistheoretisch nicht haltbar und, wenn sie es wäre, dürfte eine Sollensethik nicht einfach nur den Standpunkt der egologischen Erkenntnislehre nachzeichnen.

b) Das Ende der Reziprozitätsethik

Die egologischen Ethiken der Neuzeit gewinnen den Anderen nur über ein Reziprozitätsverfahren. Der Andere wird in der neuzeitlichen Ethik nur als Reziprozität, als Spiegelbild des Ich angesehen. Damit werden Asymmetrien kaum überbrückt und auch bei Vorliegen einer weitgehenden Symmetrie zwischen Ich und Anderem bleibt das Faktum des unmittelbareren Zugangs zum eigenen Vegetativum, zur eigenen Triebsphäre uneliminierbar.

c) Das Ende des Rationalismus

Dadurch, daß man die Menschen nur von der Rationalität her deutet, ist die vegetative Asymmetrie zwischen Ich und Anderem zwar ausgeblendet, aber nicht unwirksam. Die eigene verdrängte Leiblichkeit und Neigung sucht sich die von der Tiefenpsychologie aufgezeigten Wege, um der Pflicht nicht nur zu entgehen, sondern sie gar umzudeuten und umzukehren. Dadurch, daß die Menschenwürde nicht aus der Gottesgeschöpflichkeit des Menschen, sondern aus seiner Fähigkeit, ethisch über sich nachdenken zu können, abgeleitet wird, laufen all jene Gefahr, die Menschenwürde abgesprochen zu bekommen, die aus biologischen Gründen über geringere Geisteskräfte verfügen. Da man Gott aus seinen Konzepten heraushalten wollte, fühlte man sich gezwungen, eine gottähnliche infinite Freiheit des Menschen anzunehmen, die allerdings mit der Berücksichtigung biologischer Perspektiven kaum verträglich ist. Die Gottvergessenheit der modernen Ethik rächt sich nun an den unmündigeren Geschöpfen.

d) Das Ende des Interaktionismus

Die Seele herrscht über den Leib, ist dabei aber von den Möglichkeiten des Gehirns abhängig. Der Rationalismus hat uns verblendet, an völlig irreale Modelle der Herrschaft der Seele auch über das Gehirn zu glauben. Die erträumte Unabhängigkeit von Hirnprozessen führt nicht nur zur Vernachlässigung von Bedenken, welche den biotechnischen Umgang mit dem Gehirn betreffen (man wähnt Personalität, Individualität, Autonomie und Freiheit davon unberührt), sondern birgt auch die Gefahr der Verdrängung und rationalen Exklusion all jener Wesen, welche dem Wunschbild absoluter Freiheit nicht nahekommen können.

e) Das Ende der kommunikativen Ethik

Die Einsicht in die Defizienz egologischer Ethiken hat zu auf dem Kommunikationsapriori aufbauenden Ethiken geführt, welche den Anderen von vornherein als Teil der gemeinsamen Kommunikationsgemeinschaft ansehen. Damit fallen primär jedoch alle jene Menschen aus der Gemeinschaft heraus, die nicht richtig kommunizieren können (hirngeschädigte wie auch normale Neugeborene sowie viele Schlaganfallpatienten).

Die Nach-Neuzeit – Wege aus der Verwirrung

a) Vergebliche Rettungsversuche

Man könnte sich auf den Standpunkt stellen, daß historische Fehlschläge und Freisetzungen des Bösen kein Grund wären, von einer für richtig befundenen Anschauung abzuweichen. Dies kann für die oben genannten zu Ende gegangenen Positionen aber nicht geltend gemacht werden, da die Fehler nicht als bloß menschliches Additivum gerechnet werden können, wenn der Mensch oder ein Teil desselben (seine idealisierte Rationalität z.B.) selber zum Bezugspunkt gemacht wird.

Der auf Gott bezogene Mensch hatte, als er Fehler machte, statt sich selber zu ändern, einen neuen Gott gesucht: sich selber. Als ob der Fehlende (der Mensch) dazu besser geeignet wäre! Die Philosophokratie der Neuzeit, die den Tod Gottes ausgerufen hatte, um den Menschen zu feiern, hat folgerichtig den Tod der Philosophie ausgerufen, ohne jedoch die Auferstehung zu feiern, welche der Gott verwirklichte. In ihren Auto-Nekrologen stirbt die Philosophie selbst ab. Die euthanasie-wünschende Verachtung der philosophiefernen Behinderten stellt die letzte Todeszuckung des Menschen der Gottesentfernung dar. Man will nicht eingestehen, daß der Menschenbeweis unmöglicher ist als der Gottesbeweis es je war, und nimmt, um die Homozentrik bzw. Theofugalität zu retten, die Tötung der Ärmsten in Kauf.

b) Rationalismus versus Irrationalität?

Nichts wäre jedoch verkehrter, als die Neuzeit auf die gleiche Weise beiseite schieben zu wollen, wie diese es mit dem Mittelalter unter dem Motto »non leguntur« versuchte. Es kann nur darum gehen, das, was die Neuzeit beabsichtigte, in die Bahnen zu lenken, die nicht zur Selbstaufhebung oder zur Aufhebung des Anderen im Sinne einer Vernichtung führen.

Ein Hin- und Herverdrängen zwischen Rationalität und Irrationalität würde die Offenlegung des gemeinsamen Abfalls von Gott behindern. Hitler, für den das Individuum nichts und das Volk alles galt, war aus der Tradition der Egologie nicht herausgetreten, er hatte nur das Ich zum Volk erweitert. Zum Anderen konnte er nicht finden. Es wäre verfehlt, die Euthanasiefreigabe und den Holocaust unter Hitler nur als Folge eines Irrationalismus zu deuten. Beide, Rationalismus wie Irrationalismus, sind dieser Entwicklung fähig. Der Fehler liegt in der gemeinsamen Ichbezogenheit. Eine Entgegensetzung der Irrationalität gegen die Rationalität kann keine sinnvolle Korrektur der bisherigen Entwicklung ermöglichen.

Suchen wir doch erst einmal in den Traditionen der Rationalität selber nach Möglichkeiten einer Bestandsaufnahme, welche neue Wege weisen könnte. Warum sollte nicht auch in der Neuzeit ein Schatz verborgen sein, der uns weiterhelfen könnte? Schauen wir in einen Text hinein, der rational gesinnt den religiösen Ursprung der Rationalität aufzuklären und damit den Ursprung des für die Klarheit notwendigen Lichtes aufzufinden versucht. Der auch von den Rationalisten heute kaum noch beachtete Philosoph Hermann Cohen (1842–1918) hat ein interessantes Werk über die »Religion der Vernunft aus den Quellen des Judentums« geschrieben. Von diesem Werk sagte Franz Rosenzweig, daß es noch gelesen werde, wenn die Sprache, in der Cohen schrieb, nur noch von Gelehrten verstanden würde. Versuchen wir mitzuhelfen, ihn vor dem Vergessen zu bewahren. Von diesem äußerst lesenswerten Buch sei ein wesentliches Zitat wiedergegeben: *»Die Liebe ist keine Selbstverständlichkeit. Sie muß erst erklärt und ergründet werden an jedem Punkt der Religion, sowohl als Liebe Gottes, wie als Liebe zu Gott, wie endlich auch als Liebe von Mensch zu Mensch.«*

Der Einzige

Der Rationalismus will alles auf eine Wurzel, einen Grund zurückführen, und dort einen Standpunkt bereiten. Dieser Stand wird durch den Verstand zu besorgen versucht.

Die Vernunft übersteigt dieses Verfahren und läßt Fragen wie die nach dem Grund des Grundes zu. Die Vernunft selber übersteigt den Menschen. Dem kann der Mensch nicht gerecht werden. Die Vernunft als Vernehmen kann bei ihm zum Vernehmen im Sinne eines Verhörs werden.

Erträgt der Mensch jedoch den Überstieg der Vernunft über ihn, so kann sie zum Vernehmen als Wahrnehmen und Verwirklichen von etwas werden, das ihn übertrifft.

So verstanden bietet der Rationalismus die Möglichkeiten von Aufstieg und Fall für den Menschen. Wenden wir uns einer Stelle im Rationalismus zu, die nicht dem Abstieg zugewandt ist. Die Vernunft ist geeignet, diese Relationen vernehmbar zu machen. Sie zeigt der Liebe ihre Handlungsziele und den verehrenden Ursprung zumal. Die Liebe, als dem Denken entgegengesetzt und von geringerer Bedeutung anzusetzen, verkennt die Möglichkeiten, die sie im menschlichen Beziehungsgefüge gerade gemeinsam mit der Vernunft innehat. Die sich selber durchsichtig gewordene Liebe, das liebende Denken ist einer Welt dringlicher geworden, in welcher der Samariter den Verletzten nicht am Wegesrand finden, sondern nur über die institutionalisierte und administrative Intensivmedizin versorgen kann. Die instrumentell-administrative Vernunft bedarf jedoch des caritativen Urbildes, um sich nicht in der Eigendynamik der Verwaltungs- oder Strafrechtsparagraphen zu verlieren, die sich oft aus dem Denken bloß partikularer Analogien heraus weiterentwickeln. Im Grunde ist das instrumentell-administrative Denken dem *Verstand* zuzurechnen, gefordert wäre ein Rückgriff auf die *Vernunft*, die jeweils den Grund der bisherigen Rechtsentwicklung mitbedenken und vorschnelle Analogien vermeiden läßt (wie der von aktiver und passiver Sterbehilfe).

Betrachten wir die Grundrelation der Liebe, so zeigt sich, daß es drei Grundrelationen sind:

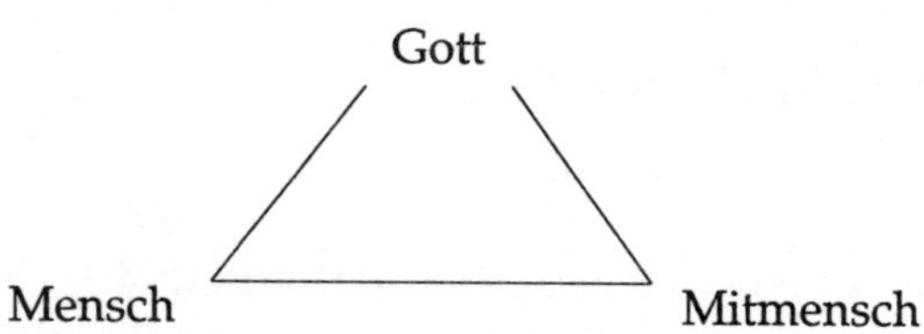

Zu diesen steht die Vernunft nun nicht im Gegensatz, auch wenn sie diese aufdecken hilft. Sie ist vielmehr in diesem Strukturschema als eine Sonderform enthalten.

Auf gleiche Weise stellen die zu Ende gekommenen Denkformen der Neuzeit Kümmerformen der Liebe dar. Das Reziprozitätsschema moderner Ethiken kommt über eine Dualität nicht hinaus:

Mensch ——— Mitmensch

Für Hermann Cohen ist der Monotheismus die Grundlage für eine höhere Ethik. Erst in dem Gedanken von Gott als dem Einzigen kann der Gedanke von der *einen* Menschheit aufkommen und der Fremde, der Andersartige toleriert werden. Unter dem Eindruck der Erfahrung von Gott nicht nur als dem Einen, sondern auch als dem Einzigen verbieten sich vielgestaltige Abstufungen zwischen den Menschen. Sie sind alle gleichermaßen auf Gott bezogen, sie stehen alle in den drei Relationen der Liebe, von Gott zum Menschen, vom Menschen zu Gott und Menschen zum Menschen. Die Zusammenkunft verschiedener Götter mit ihren Charakterdifferenzen würde Unterscheidungen auch beim Menschen fördern. Diese Relationen dürfen nun nicht zum Bild werden, welches dem Bilderverbot gegenüber dem Einzigen zu nahe treten könnte. Bilder könnten auch beim Menschen die Gefahr beinhalten, daß man sich »ein falsches Bild« von jemanden macht und ausgegrenzt wird, der »nicht ins Bild paßt«. Voraussetzung für die Gleichheit der Menschen ist also, daß die Liebe »blind« ist und nicht ein entstelltes Angesicht zum Anlaß nimmt, jemanden – wie in der Diskussion innerhalb der Gynäkologie geschehen – als Monstrum aus der menschlichen Gemeinschaft auszuschließen.

Die Differenz und der Schmerz

Die drei Relationen, welche Cohen anführt und welche die Liebe konstituieren, wären, würde man Gott als Liebe verstehen, selber göttlich zu nennen. Sie selbst als Personen des einen göttlichen Wesens anzusehen, würde nach Cohen die Gefahr bergen, die Gleichheit der Menschen durch Setzung von Unterschieden in Gott erschwert zu bewahren. In diesem Zusammenhang ist jedoch daran zu erinnern, daß die göttlichen Personen auch von der Trinitätstheologie rein relational verstanden werden. Nach Thomas von Aquin ist der Sohn nichts als die Beziehung zum Vater. Diese Relationalität, die im Heiligen Geist geschieht, schließt eine götzendienerische Vergegenständlichung aus, da der vom Heiligen Geist erfaßte Mensch Christus nicht als einen Gegenstand der Wissenschaft festhält, sondern in der Liebe selber nur relational erfährt. Wer im dürstenden und leidenden Menschen Christus sieht, der tritt in einen Handlungsbezug des Helfenwollens ein, der alle Bildlichkeit übersteigt und hinter sich läßt. Die Nachfolge Christi, die bedeutet, einen Weg der Schmerzen zu gehen, kann nicht zur Bildervergötzung werden, da in der Flamme des Schmerzes alle Bilder verbrennen. Man kann verschiedene Wege gehen wollen, welche die Differenz zwischen den Menschen ertragen helfen. Die Bewahrung der Mitmenschen vor dem Bild, das »man sich von ihnen macht«, gehört sicher dazu, denn Bilder können gefangen halten oder diejenigen ausschließen, die »nicht ins Bild passen«. Die Bewahrung vor Bildern darf aber nicht dazu führen, daß wir die Bilder auf der Intensivstation oder auf der Neugeborenenstation nicht mehr ansehen wollen, weil wir uns auf eine unsinnliche Rationalität des Menschen eingelassen haben. Die Bildlosigkeit darf nur der Gleich-Würdigung, nicht aber der Elimination des nach unbildlichen oder bildlichen Aspekten Ungleichen dienen. Man muß sogar sagen, daß Singer mit seiner Abstufung von Graden der Rationalität bzw. von Bewußtsein und Selbstbewußtsein in ein gefährliches Bild (!) verfällt, welches die Gleichheit der Menschen aufhebt. Die Gleichheit der Menschen, wie sie nach Cohen im Einzigen begründet ist, stabilisiert sich in der triadischen Bezüglichkeit der Liebe, die selber das Göttliche erahnen läßt. Sowohl als irdische, leibliche als auch als engelhaft rationale Wesen sind wir gezwungen zu ertragen. Die Differenz zwischen Zweien wird durch die Liebe zum Einzigen überbrückt. *Ohne Bezug auf den Einzigen ist liebende Ethik nicht möglich.*

Singers Ethik, welche durchaus im Bezug zu aufklärerischen Traditionen steht, welche von biologisch-anschaubaren Unterschieden des Menschen absehen wollte, um die den Menschen gemeinsame Rationalität in den Blick zu nehmen, führt die Differenz nun in die Rationalität ein. Eine evolutionistische Selektion der Selbstbewußten stellt als Ziel das Fazit seiner am egologischen Selbstbewußtsein orientierten Überlegungen dar. In seinem rationalen Gerüst, in dem sich die Leichen von Neugeborenen, Hirnverletzten und Altersschwachen gleichermaßen verfangen könnten, werden Meerkatzen und Kobolde turnen, die nicht mehr auf den Einzigen verweisen, sondern rationalitätsgefördert den Dämonen des New Age als Vorturner dienen dürften. Ethisch gerechtfertigt, werden kybernetische Halbaffen, blinkende Schildkröten und autopoetische »Aliens« das Turngerät dieser Vernunft besiedeln. Die Kombinatorik der Gene der Evolution wird neu eröffnet.

10. Wissenschaft von Gottes Gnaden? (Auf dem Weg zum achten Schöpfungstag)

Ihre Grenzen rechtzeitig und eingehend zu erkennen, gehört zu den Grundweisheiten der Menschheit, die kaum jemand anzweifeln möchte. Die Wissenschaft jedoch kennt keine Grenzen, nicht nur weil sie sich scheut, derartige Begriffe auf sich anzuwenden, sondern vor allem, weil ihr Wesen darin besteht, Methode, das heißt, Gehen oder Fortschreiten auf einem Weg zu sein, nicht aber Betrachtung der ganzen Landschaft, durch welche dieser Weg führen könnte. Die große Wirkung der neuzeitlichen Wissenschaft ist darauf zurückzuführen, daß ausdrücklich der aufs Ganze gerichtete sinnende Blick umgelenkt wurde auf die konzentrierte Setzung der Einzelschritte. Betrachtendes Wissen ist in der modernen Wissenschaft eher ein geduldetes Intermediärprodukt des abgemessenen Fortschreitens denn das Ziel der Betriebigkeit selber. Der auf die Einzelschritte gerichtete Blick steht nicht in der Gefahr, nach den Früchten des Erkenntnisbaumes zu verlangen, dieser wird vielmehr methodisch gefällt.

Die Fähigkeit des Menschen, Grenzen zu ziehen – eine der vornehmsten Aufgaben der Metaphysik – ist der ständig aufs Neue Grenzen durchbrechenden Methode der Wissenschaft gewichen. Der Mensch zieht der Wissenschaft keine Grenzen mehr, er selbst stellt eher die letzte noch zu überwindende Grenze der Wissenschaft dar. Der moderne, die Wahrheit von der Wissenschaft erwartende Mensch wird Grenzziehungen, da sie nicht aus dem Fortschreiten im Weg entwickelt werden können, stets als unwissenschaftlich abtun können. Man versucht den Schwierigkeiten, in welche man durch die Wissenschaft geraten ist, mit wissenschaftlichen Mitteln beizukommen. Nicht die Heimat des Grenzziehungsvermögens, die Metaphysik, wird daher bemüht, sondern eine an Methodik und Analytik orientierte Ethik. Diese, die genauso verrechnet wie die Wissenschaft, macht sich in den Kommissionen breit, die als Ja-Aber-Bein am Tausendfüßler der Wissenschaft dessen Gleichgewicht und damit sein Fortschreiten fördern.

Muß unter der Gnade überhaupt eine Grenze gezogen werden?

Wer sollte dem Fortschritt der Wissenschaft Einhalt gebieten? Muß überhaupt eine Barriere vor ihm errichtet werden? Aus dem Glaubenslager hört man kaum noch grundsätzliche Verurteilungen. Neuzeitliche religiöse Bewegungen, welche sich vom Gnadengedanken bewegt fühlten, sahen das Leben im Glauben selber als ein methodisches Fortschreiten, so z.B. die Methodisten.

Einiges spricht dafür, daß der Mensch, der die Gnadenentscheidung für ein für alle Mal gefällt hält, eher den gewählten Weg ohne ständige Überprüfung und Korrektur zu gehen geneigt ist als derjenige, der seine Erlösung für vom Wunsch der Besserung abhängig hält. Dennoch wäre es verfehlt, in der neuzeitlichen Betonung des Gnadengedankens den alleinigen Schlüssel finden zu wollen, der den Torweg zur Wissenschaft eröffnete. Erst die Selbstprüfungen und Selbstzweifel ließen das Plateau erreichen, auf dem weiter ausgeschritten werden konnte.

Auch wenn ein allgemeines Gnadenvertrauen einer Methode förderlich war, die sich nicht mehr durch das Ziel, sondern durch die Vorgehensweise bestimmte, so haben doch einige der durch die wachsende Wüste Wandernden den Kopf gehoben und fragen, ob das disziplinierte Einhalten der einmal eingeschlagenen Richtung die wissenschaftliche Disziplin rechtfertige oder nicht eher in einen irrenden Kreisgang münde oder eine lemmingenhafte Gradlinigkeit aufweise.

Blicke zum Horizont sind, da nicht methodisch möglich, verpönt und als Evidenzen können nur die hin und wieder schwach aufleuchtenden Schuhspitzen der Wanderer gelten. Korrekturen sind in der Wissenschaft durchaus vorgesehen, man nennt sie Falsifikationen.

Diese sind das Aufheben eines Schrittes durch den folgenden. Wie jeder weiß, eine notwendige Voraussetzung der Fortbewegung. Die Wissenschaft ist weit davon entfernt, sich als Ganzes einer Falsifikation zu stellen, sie schreitet mit eben dieser ja fort.

Die Wissenschaft ist zum Beweger geworden, der Mensch mag vielleicht noch die Marschmusik dazu spielen, er vermag nicht mehr Einhalt zu gebieten. Alles hängt daher davon ab, ob überhaupt Grenzen gezogen werden müssen. Könnte es nicht sein, daß alle Wege der Wissenschaft in der Gnade stehen?

Von der Säkularisierung zur Journalisierung

Die klaren Evidenzen, das Einleuchtende der Wissenschaft sind bisher partikulare Lichter, wie zum Beispiel der Blick durch das Fernrohr, dessen Ausschnittsperspektive allerdings ein moderner Systemtheoretiker heute nicht ohne weiteres galileisch gegen eine ganzheitliche Weltdeutung halten würde. Die Chinesen standen im Mittelalter kurz vor der Entwicklung einer Wissenschaft, die aber ihrem Verständnis vom Einklang des Ganzen zu sehr widersprach. Der Versuch, mit modernen kybernetischen Netzwerktheorien die Dynamik des Ganzen zu begreifen – Chinoiserie in spanischen Stiefeln gleichsam –, könnte eher die aus dem Gleichschritt bit-gequantelter Informationen hervorbrechende Stampede der Wissenschaft auf breiter Front ankündigen als die Rückkehr zur meditativen Betrachtung des Ganzen. Hier liegt allerdings ein zentraler Entscheidungspunkt. Die Wissenschaft geht aufs Ganze. Es ist fraglich, ob dies zum Verständnis ganzheitlicher Glaubenspositionen beitragen oder eher den Sieg aller Teile und Teilchen darstellen wird. Die Fahrt, deren Kurs nicht durch ein Ziel, sondern nur durch die Art der Fortbewegung bestimmt ist, geht weiter. Die Zeichen der Taufe sind längst durch die Wogen vom Schiffsbug gespült, und dennoch glaubt man, vom vergessenen Gott noch die Gnade beanspruchen zu dürfen. Ein paar Moraltheologen oben im Krähennest halten Ausschau nach Grenzen und fahren mit in die uferlose Unendlichkeit einer Wissenschaft, die prinzipiell kein Ende finden kann, da die Mischung der Wasser täglich neue Schäume hervorbringt, an denen sich die Neulust – was für eine Tugend! – laben kann. Die Neugier, oft nicht mehr als ein Alt-Ekel, ist in den Ehrenkodex der Neuzeit aufgenommen worden und bestimmt als legitimiertes Erfolgsverhalten auch in der Kunst das Geschehen mehr als die Suche nach Wahrheit. Wen kümmern noch ewige Wahrheiten? Weg mit ihnen! Nach der Säkularisierung muß die Journalisierung kommen. Gott, vielleicht für einen Tag als Neuigkeit, dann für immer entschwunden.

Gott ist uns nicht mehr nahe. Er ist der Entschwundene, der hinter dem Horizont. Erst dort liegt die Grenze. Die darf nicht überschritten werden, sagt man. Aber der Horizont ist kein Rubicon. Er verschiebt sich während der Fahrt. Und so ist die Grenzmarkierung vieler Moraltheologen harmlos. Sie dürfen mitfahren, denn zum Horizont geht es immer. Sollte jemand auf dem Wasser wandeln, er würde bei der Grenzbetrachtung glatt überfahren werden. Man beruhigt sich darin, Gott nur jenseitig sein zu lassen, nicht mehr allgegenwärtig. Er ist ausgesperrt, wirkungslos hinter der Grenze, die man zwischen Wissen und Glauben gezogen hat, als ob auch der menschliche Geist aus Stücken zusammengesetzt sei. Auf Gott wird bisweilen hingewiesen, wenn eine naturwissenschaftliche Disziplin noch am Anfang ihrer jeweiligen Expansionen und Exkursionen steht. Aber als Lückenbüßer im Weltbild hat er kaum mehr Funktion als eine Eselsbrücke für den Verstand. Beim Ausbau des highways »evolution« fällt das provisorische Holz in den Abgrund. Man ist vorsichtiger geworden und hält Gott angesichts der Wissenschaft wie einen Geist in der Flasche. Sollte er doch nicht so gnädig sein?

Der Hexentanzplatz

Gott halten auch die, welche ihn fürchten, zurück, um der Wissenschaft freien Lauf zu lassen. Doch die Wissenschaft hat sich einmal seiner Gnade bemächtigt und beschwört jetzt andere Geister, vor allem die Schlange. Unser Zeitalter, von Seelenkunde so angetan, hat es bisher noch nicht wahrgenommen, was Laborarbeit in tiefenpsychologischer Sicht bedeutet: Darstellung der Schöpfung als Schlange. Auch wenn die Schwingungen auf dem Oszillographen den Nanobereich markieren, so werden doch immer, gleich welchen Gegenstand sich die Wissenschaft aussucht, die Bewegungen des einen Kriechtieres in die Koordinaten gezeichnet. Lächelnd über die Zeiten, als man die Welt als Abbild des Trinitarischen sah, vermerkt der Wissenschaftler Sinus und Cosinus der Rückenwirbelkrümmung im Urbild des Cadducäus, der gekrümmten Schlange. Die Wissenschaft entdeckt durchaus den Mythos und will ihn in sich gewähren lassen. Kein Grund zum Freudenschrei. Man beachte, welche Art von Erzählungen das Fragmentarische der Wissenschaft überbrücken sollen. Die Geschichte von Ödipus, der seinen Vater erschlägt, wird, schrittweise als Krankengeschichte erzählt, zum Prinzip wissenschaftlicher Welt- und Seelendeutung. Hat man Christus, der für seinen Vater starb, nicht mit genügend Langsamkeit buchstabiert? Kommt der Tod zu plötzlich, als daß man aus ihm heraus die Welt deuten möchte? Es wird einsehbar, die Methode war die Schrittechnik, mit der ganz bestimmte Weltdeutungen zertreten werden sollten. Die Wissenschaft richtet sich nicht gegen den Mythos oder die Irrationalität, sondern gegen ganz bestimmte Weltdeutungen. Jetzt, wo diese nicht mehr als Konkurrenz erachtet werden, läßt man das »Anything goes!« aus dem Sack und propagiert die Schrittfreiheit, die zu größerer Kreativität verhelfen soll. Schon werden die Strukturverwandtschaften zwischen dem Protonenzerfall und den Tänzen Schivas entdeckt, die Füße müssen sich weiterbewegen, vorwärts zum achten Schöpfungstag.

Jetzt, nachdem die Wissenschaft über Jahrhunderte dem Geist mit der Zuchtpeitsche gegenübertrat (kein Gott war so rächend), erkennt sie, daß sie schon immer das Nicht-Rationale enthielt und vielmehr noch dessen bedarf. Nicht nur, daß die Geschichte der Seele ohne den Rückgriff auf das Schicksal des Ödipus nicht lückenlos erzählt werden kann: Die ursprünglichsten Einsichten der Wissenschaft erweisen sich als aus Träumen geboren, nicht nur im Tanzreigen des Kekuléschen Benzolringes oder des Bohrschen Atomsystems, sondern grundsätzlich denkt Wissenschaft, wenn sie schöpferisch ist, in Archetypen, zwischen denen es keine Kontinua, sondern nur Sprünge geben kann. Das methodische Fortschreiten, ohne Sprünge zu machen, muß in einer Landschaft aus wildem Urgestein daher von der Sache her zu

Kontinuitätsverlusten abrupter Änderung der Perspektive und Wechsel der betretenen Regionen und der Paradigmen führen. Die Wissenschaft getraut sich jetzt zuzugeben, daß in ihren größten Taten methodisch unerlaubte Visionen am Werk waren, sie hat jetzt genug Macht, dies zuzugeben und schickt sich an, sich dazu zu bekennen. Aber es sind die Visionen der Dämonenbeschwörung des New Age, die dem Menschen die kosmischen Kräfte für seine letzte Schöpfertat verleihen sollen. Man will nicht die Ruhe des siebten Schöpfungstages feiern, sondern mit einer Mischung aus Quantenphysik, Parapsychologie und Hinduismus den Hexensabbat begehen. Nach dem Feierabend der zuchtmeisterlich-hochritterlichen Wissenschaftstheorie hat das »Anything goes« Schivas Tanz und den Schleppschritt des Hinkefußes zum Hexentanz eingeladen. Die Wissenschaftler, welche die Kapriolen der Energiequanten beobachteten, sind es müde, selber keine Bocksprünge machen zu dürfen. Alles läuft jetzt auf die Bewegung des Zeugens und Gebärens hinaus. Die Wahrheit der Landschaft interessiert nicht mehr. Man will selber eine erzeugen. Von eigenen Gnaden.

Die gestohlene Sprache

Wir müssen uns vor vordergründigen Affekten gegenüber der Wissenschaft hüten, die oft davon herrühren, daß die Deutungssysteme der Wissenschaft selber kaum noch einer allgemeinen Deutung zugänglich sind. Die philosophische Unterstützung, welche diese Einstellung nicht selten findet, wird ebenfalls von einem unstillbaren Wunsch nach Einheit getragen, der von der falschen Prämisse ausgeht, daß Wissenschaft mit der Frage der Wahrheit beschäftigt sei und nicht vielmehr im differenziertesten Umgang mit dem Fluch der Arbeit, der schweißtreibenden Formung der Erde befaßt sei. Alle Versuche, die Erkenntnisse der Naturwissenschaft für die Gottesfrage nutzbar zu machen, stellen von vornherein eine totale Vermengung von Sonn- und Arbeitstag dar, die in dem vom Menschen angemaßten achten Schöpfungstag gipfeln soll. Martin Heideggers Technikkritik hingegen, die bereits den Schöpfungsakt in Frage stellt, weil Gott dabei als Techniker gedacht wird, hat zwar herausgestellt, wie die technische Wissenschaft den Menschen überrennen kann, vermochte dem aber mit dem Seinsdenken ebenfalls nur totalitäre, in diesem Fall eher passive Einstellungen entgegenzusetzen, deren Verhältnis zum Geschick ebenso offen ist wie das der Wissenschaft. Oder machen wir einen Fehler, wenn wir auf den Dualitäten von Gott und Schöpfung sowie Sonntag und Arbeitstag beharren wollen? Zeichnet sich in der buddhistischen, dem Heideggerschen Seinsdenken verwandten Einstellung vielleicht eine überlegene Synthese von Glauben und Leben ab, wie sie von manchen in der jetzigen Entwicklung Asiens vermutet wird? Ein thailändischer Neurochirurg erzählte mir, daß für ihn die völlige Ich-Vergessenheit während einer schwierigen Hirnoperation in vollkommener Übereinstimmung mit der Nirvana-Frömmigkeit sei. Sollte die abendländische Neigung zu ständiger Selbstkritik, welche die für die Wissenschaft erforderliche Denkpräzision ermöglichte, für den weiteren Fortbestand der Wissenschaft eher hinderlich sein? Oder sollte aus der Unruhe des abendländischen Herzens noch ein anderer Gott geboren werden, der nicht Wissenschaft heißt? Zur Zeit ist wieder vieles in Bewegung geraten, die Wissenschaft aber behält aufgrund ihrer innersten Natur die Macht auf ihrer Seite und verschlingt alle neuen Denkmodelle in ihre eigenste Systematik. Dem Leviathan hat sie sich als Behemot zur Seite gestellt und frißt Wörter, auch am Wort Gottes nagt sie in grenzenlosem Appetit, aber das erschreckt ja kaum noch. Wir möchten daher ein Beispiel herausgreifen, das zeigt, wie es im Wissenschaftsprozeß zu Deformierungen unserer höchsten – auch nicht-religiösen – Begriffe kommen kann. Es ist die Benutzung des Begriffs der Freiheit in den Theorien autopoietischer Systeme in der Biologie.

»Selbstorganisation« ohne ein Selbst

So wurde von dem Zoologen Humberto Maturana die Theorie formuliert, daß die Freiheit der Selbstsetzung nicht nur den Menschen, sondern bereits die Amöbe auszeichne, welche als sich selbst organisierendes System tätig ist. »Selbstorganisation« kann dabei als kybernetischer Vorgang völlig ohne ein Selbst ablaufen. Dennoch wird die Konzeption zur Beschreibung von Einzellern, Personen, Familien und Gesellschaften benutzt, mit Forderungen hinsichtlich richtigen Verhaltens verknüpft. Diese Position findet zur Zeit viel Anklang, da man in ihr eine naturwissenschaftliche Bestätigung des Freiheitsgedankens zu sehen glaubt. Faktisch geschieht jedoch das Gegenteil, nämlich daß das Besondere der menschlichen Freiheit nicht mehr zum Vorschein kommt und stattdessen eine rüde Selbstbehauptung das Wort erhält, die nach dem Muster eines biologischen Überlebenskampfes Familienstrukturen regulieren soll. Maturanas an Organismen gewonnene Theorie der Freiheit findet zur Zeit in der Familientherapie eine weitgehende Anwendung mit dem immer gleichen Ergebnis der Scheidung der Partner, denn auch den Begriff der Liebe hat er umgedeutet in die zufällige Kongruenz von biologischen Systemen, die jederzeit durch den Zufall wieder aufgelöst werden kann. Da diese Theorie mit der Weihe des naturwissenschaftlichen Ursprungs auftritt, werden kaum noch Gegenargumente geliefert, obwohl die Theorie nicht mehr Rechtsanspruch aufweisen kann als andere ohne naturwissenschaftliche Hilfe entworfene Lebenskonzepte auch. Es wird darüber oft diskutiert, daß die Wissenschaft in ihren Ergebnissen auch dem Allgemeinbürger verständlich gemacht und journalistisch umgesetzt werden müßte. Die Vertäglichung der Wahrheit ist aber nur ein vordergründiger Aspekt. Im Hintergrund wird die Ewigkeit verzehrt und das Wort, dessen wir auf unserer Wanderung durch die Tage bedürfen.

Die Freiheit und Kreativität des Gentechnikers

Wir werden uns sehr darum bemühen müssen, den Begriff der Freiheit auf angemessene Weise zu bewahren, zu schützen gegen eine biologistische Uminterpretation, aber auch vor einer Verflüchtigung durch Abhebung von der Leiblichkeit des Menschen. Der Begriff der Freiheit, der zu einem menschengerechten Leben aufruft, war zu Kants Zeiten ohne Rücksichten auf biologische Verhältnisse zur Formulierung und Einklagung eines Zuschreibungsrechtes als unentbehrlich erkannt worden. Die Radikalisierung des Freiheitsgedankens, wie sie dann in der weiteren Geschichte zuletzt bei Sartre auftrat, derzufolge der Mensch so frei sein soll, auch noch sein Wesen zu entwerfen, und damit als primär wesenlos anzusehen ist, wird von den Gentechnikern sicherlich als willkommener Aufruf zu größerer Kreativität bei der Konzeption des Menschen verstanden werden. Hier tun sich Aporien eines verabsolutierten Freiheitsbegriffes auf, für den Gott nur noch Garant der Freiheit, nicht aber mehr Geber der Normen ist, auf welche sich die Freiheit ausrichten könnte. Ich glaube, daß der Gedanke der absoluten Autonomie des Menschen angesichts der Möglichkeiten der Selbstanwendung der Technik auf den Menschen seine Fragwürdigkeit eklatant offenlegt. Feuerbachs Gedanke, daß der Mensch dem Menschen das Höchste sein müsse, hat auf oft larvierte Weise Einzug gehalten in moderne Freiheitstheorien, wo Gott gerade noch als Möglichkeitsgrund dieser Hybris des Menschen zugelassen wird. Das »Machet Euch die Erde untertan« führt dort in die Paradoxie, wo jener Staub der Erde der Bearbeitung unterworfen wird, aus dem die Menschen gemacht sind. In diesem Zusammenhang sind der ansonsten eher materialistisch eingestellten Naturwissenschaft dualistische Positionen willkommen, denen zufolge Geist und Gehirn nicht als unverbrüchliche Einheit, sondern der Geist als auf dem Gehirn handelnder gedeutet wird, das dann, da der Geist von ihm unabhängig sein soll, den technischen Zugriffen gegenüber freigestellt ist.

Um die Freiheit des Menschen zu retten, müssen wir jedoch den Mut haben, stärker seine Bedingtheiten ins Auge zu fassen. Dazu gehört mehrerlei: 1. Der Leib muß als konstitutiv für den Menschen angesehen werden. 2. Auch der Andere ist konstitutiv für den Menschen, er ist nicht-eliminierbarer Gehalt seiner Seele, der übersehen werden kann, wenn man in eine körper-individualistische Betrachtungsweise verfällt. 3. Gott – er ist hier nicht aufgezählt, sondern zu allen Punkten in Bezug – ist nicht nur Ermöglicher unserer Freiheit, sondern auch unser Gesetzgeber und Richter. Der Seelenraum, der sich zwischen dem Ich, den Anderen und Gott aufspannt, ist gleichsam als trinitarisches Abbild der wahre Raum der Freiheit, der in der Entgegensetzung von Autonomie und Heteronomie nicht gehalten werden kann, wenn er nicht auch am Wort festgemacht wird, das über die Autonomie hinausgeht. Das Wort jedoch will man in der freien

Tathandlung verlassen, wie es in Goethes Verdichtung der Fichteschen Ich-Philosophie deutlich wird, als in der Übersetzungsszene des Faust das Wort durch »Tat« ersetzt wird. Es ist die Stelle, welche den Teufelspakt ermöglicht. Dr. Fausti Reise, die auf die Herstellung des Homunkulus abzielt, kann durch die Ethik, die in der Tathandlung die höchste Sittlichkeit erkennt, nicht aufgehalten werden. Goethe sah voraus, daß autonome Ethik nicht theonom, sondern diabolonom wird, wenn sie das Wort substituiert.

Die Schöpfung und der Schmerz

Politiker fragen mich nach konkreten Handlungsanweisungen für ihre Entscheidungen und Grenzbestimmungen. Ich kann leider nur antworten, daß die Grenzen schon überschritten sind, überschritten bei der Verwertung überzähliger Embryonen, überschritten bei der Reduktion »überzähliger« Mehrlingsschwangerschaften, überschritten bei der Entnahme von Hirngewebe aus Feten zur Parkisonbehandlung Erwachsener, überschritten bei dem Bemühen, statt des Hirntodes den Teilhirntod zum Kriterium des personalen Todes zu machen, überschritten bei der Behandlung von Erbkrankheiten durch Eingriffe in das Erbgut. Es gibt nur die Grenzen, die wir schon hinter uns haben, weitere sind nicht mehr zu überschreiten, das freie Feld oder die Wüste mit ihren Nachtgestalten haben sich schon eröffnet, und die Wissenschaftstheorie stellt sich mit einem neuen Wahrheitsbegriff darauf ein, indem sie die Frage nach der Wirklichkeit und alle Realitätsspiegel in den Sand gräbt. Die Wissenschaft ist zur ganzen Wirklichkeit geworden und will sich neue schaffen. Das alte Abbildungsmodell der Wahrheit ist nur hinderlich, wenn man eine Kreuzung aus Ziege und Schaf herstellen will. Eine derartige Chimäre war den alten Philosophen Sinnbild für Trug und Täuschung, also fort mit deren Wahrheitsauffassung! Der Mensch ist die letzte Wirklichkeit, nach der sich alles zu richten hat. Die Theologie wird Schwierigkeiten haben, mit diesen Entwicklungen Schritt zu halten, hat sie sich doch gerade erst auf die Subjekt-Objekt-Spaltung von Physik und Freiheitsdenken eingelassen und eine trinitarische Denkweise verlassen, für welche die gegenwärtigen Computerwissenschaftler mit ihren neuen Denkformen z.Zt. die adäquateren Gesprächspartner zu sein scheinen.

Wie? Sollte hier eine Hoffnung aufscheinen? Zunächst scheint die Wissenschaft aber nur die Einförmigkeit des Glücks anzustreben, die Definition von Gesundheit durch die Welt-Gesundheits-Organisation deutet dies an. Der Begriff der Gesundheit ist so weit gefaßt, daß er, völliges soziales Wohlbefinden einschließend, nur auf ein epikureisches Glücksschwein zutreffen kann. Ergo ist ein Eingriff an den Genen aus medizinischen Gründen bei nahezu allen Menschen und nicht nur beim Veitstanz gestattet, denn den Schmerz der Schöpfung will die Wissenschaft, die hedonistisch ist, ja beseitigen. Hier muß man sich allerdings fragen, ob eine Wissenschaft, die sich vom Fliegenbeinzählen an der Taufliege zum Blick über eine ganze Landschaft der Welt erhoben hat, nicht von just dem Berge schaut, auf dem der Verführer zur Seite steht, die Seelenidentität für die Reichtümer der Erde fordernd. Veränderung an den Genen, die nicht nur einer Krankheit, sondern auch der ganzen Persönlichkeit zugeordnet sind, ist nicht Therapie an einem Menschen, sondern Kreation eines neuen. Über den großen Segen, den die Wissenschaft gebracht hat, dürfen wir nicht vergessen, daß sie zu unserem neuen Schicksal geworden ist, dessen Mächtigkeit durch Reduktion unseres Glücksanspruches vielleicht gemindert werden kann.

Die Grenzen sind überschritten

Man braucht den Mißbrauch individualisierter Freiheit nicht an so komplizierten Sachverhalt wie Gen-, Hirn- und Computerforschung zu diskutieren. Zu leicht werden dabei immer nur andere angeschuldigt. Denken wir doch lieber einmal an das nicht nur bei Frauen, sondern auch bei Männern immer mehr um sich greifende Lifting, das, zum Einheits-Apfelbäckchen-Gesicht mit geröteten Augen führend, als kleiner chirurgischer Eingriff nicht gerade als Ausdruck unseres Bestrebens, dem Anlitz Gottes als Individuum gegenübertreten zu wollen, gewertet werden kann. Bereits hier können wir für unseren persönlichen Bereich die Verführbarkeit zur Aufgabe von Identität gegenüber den Möglichkeiten der Technik prüfen. Statt uns einzuüben in dem Erfragen von Differenz, neigen wir überall dazu, sie zu beseitigen. Als ob wir uns als eine Möwengesellschaft verstehen würden, in der Mitglieder mit kleinsten Abweichungen zu Tode gepickt werden, definieren wir den Kleinwuchs als eine gentherapeutisch anzugehende Krankheit.

Welche ungeheuerliche Unduldsamkeit mit dem Abweichenden wird solch eine biologisch perfektionierte Gesellschaft an den Tag legen! Wird sie überhaupt noch einen Begriff von Toleranz oder gar Gnade entwickeln können? Die Grenzen sind überschritten. Für mich bleibt nur die Frage, ob wir vielleicht dennoch weiterhin in der Gnade stehen dürfen, denn aufzuhalten ist die Wissenschaft nicht mehr, dies hatte bereits Heidegger in seiner Kritik erkannt, die wie auch die Entgegensetzungen des Ganzheitlichen gegen die Teile-Sammlung der Wissenschaft dem Geheimnis der Wirkmacht der Wissenschaft nicht auf die Spur kam. Ihr Geheimnis liegt darin, daß in ihrer Schöpferkraft Urbilder am Werk sind, deren Charakteristikum eben nicht das in vielen Administrations-, Management- und Anwendungsphasen der Wissenschaft unverzichtbare und anfangs hervorgehobene Aufteilende und Schrittweise der Methode ist. Die Schöpferkraft der Wissenschaft bewegt sich in jenen Urbildern, die uns auch bei der Frage nach Gott, Schöpfung, Mensch und Nichts berühren. Wir zählen zur Zeit vergnügt über die Trinität hinaus, dies ist die Möglichkeit der Schöpfung. Wir sollten uns jedoch bewußt sein, daß das Nichts und der Schmerz in der Schöpfung enthalten bleiben und deutlicher hervortreten, je mehr wir uns ihr anheim geben, sonst könnten wir in der glücksmaximierenden Herstellung der neuen Identität des schmerzlosen Menschen das Nichts erzeugt haben.